AF384863

ABRÉGÉ

DE L'ART

DU CHIRURGIEN-DENTISTE.

ABRÉGÉ
DE L'ART

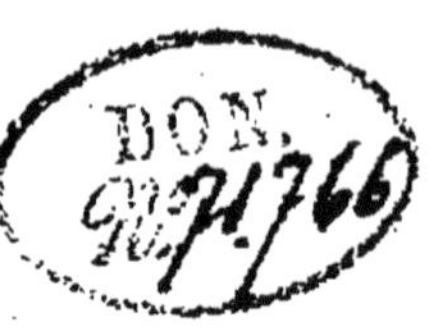

DU CHIRURGIEN-DENTISTE,

Par Jean-Louis ARNASSANT, Expert Dentiste et Chirurgien Juré ; reçu au ci-devant Collége de Chirurgie de Lyon, agrégé à celui de Montpellier ; et ancien Chirurgien Aide-Major de l'Hôpital de la même ville.

A LYON,

De l'imprimerie de BALLANCHE, père et fils, aux halles de la Grenette.

====

1809.

DÉDIÉ A MESSIEURS

LES MEMBRES

Composant la Société de Médecine de Lyon.

MESSIEURS,

CULTIVANT une branche importante de l'Art de guérir, j'ai cru convenable de dédier mon Ouvrage à des Savans qui se sont distingués dans toutes les parties. L'offrande en est libre et respectueuse ; c'est l'hommage et le tribut rendus au mérite et au savoir, afin de prouver que, comme vous, MESSIEURS, je consacre mes veilles à tâcher d'être utile à l'humanité.

Recevez avec gratitude, l'assurance de mon profond respect.

Jean-Louis ARNASSANT.

PRÉFACE.

L'Ouvrage que j'offre au public est le fruit de l'expérience, d'études approfondies de l'art que je professe, et le résumé des connaissances qui conviennent à celui qui veut l'exercer avec distinction.

Si je n'avais rien de nouveau à enseigner, je me dispenserais d'écrire ; si tous les procédés que je démontre étaient connus, j'en indiquerais la source, et ne voudrais pas m'enrichir des dépouilles d'autrui. Mais mon ouvrage a cela de particulier, qu'exempt de vaine théorie, il est seulement l'exposé de faits mis en ordre ; de manière qu'il puisse apprendre à ceux qui se destinent à cultiver cet art, ce que j'ai acquis par de longs travaux, et par des tentatives plus ou moins heureuses, qui m'ont mis à même de juger les avantages et les inconvéniens qui se rencontrent dans son exercice.

Je mets donc au jour le fruit de mes observations, afin qu'ils en profitent, et les difficultés que j'ai apperçues, afin qu'ils les évitent ou les surmontent.

L'art du Chirurgien-dentiste touche de près à sa perfection. On a senti l'utilité d'étudier dans son plus grand détail, l'anatomie de la tête et de la bouche en particulier. Ces connaissances mettent celui qui les possède, dans le cas d'agir avec certitude; d'éviter les accidens fâcheux et fréquens qui surviennent par l'ignorance de celui qui se livre à cette profession, sans cette étude importante. Trente années d'une pratique aussi suivie qu'heureuse, m'ont démontré combien il faut réunir de savoir, d'adresse et d'attention, pour l'exercer dans toute sa plénitude.

J'ai rassemblé un grand nombre d'observations, sur les opérations majeures que j'ai faites; je ne les donne pas maintenant, parce qu'elles feront partie d'un ouvrage

complet , que je destine à l'impression ,
et auquel je travaille depuis long-temps.
Je me borne simplement à exposer ma
méthode de traitemens des maladies de
la bouche et des dents. J'expose ce que
je puis faire pour guérir ou soulager , et
les précautions qu'il est convenable de
prendre pour se garantir de ces affections.

Cet ouvrage sera utile au public, en
lui enseignant ce qu'il doit faire pour la
conservation de sa bouche ; plus utile
encore aux gens de l'art, parce qu'ils y
pourront puiser des notions justes sur les
maladies qu'ils traitent. Tout est substan-
tiel : point de descriptions vagues ou
inutiles ; exposé clair des parties et de
leur structure ; sommaire de leur développement, de leur accroissement et de leurs
maladies. Moyens d'opérer dans chacun
de ces cas ; conseils salutaires pour s'en
préserver ; méthode à suivre pour conserver les dents propres et la bouche
saine;remplacement des dents artificielles;

application des râteliers supérieurs et inférieurs , avec solidité et élégance. Enfin , tout ce qui peut contribuer à la santé, et à la propreté; à l'exemption des douleurs , et au maintien des digestions, rendues plus faciles par la mastication.

Les maladies qui ne sont pas purement du domaine du Chirurgien dentiste, et qui néanmoins se rencontrent fréquemment dans sa pratique , se trouvent ici simplement désignées. C'est-à-dire , que les soumettant aux lumières des Médecins , je ne me suis pas assujetti à énumérer tous leurs symptomes , et à donner une liste de tous les remèdes qui leur conviennent. La carie des os des mâchoires , les dépôts des sinus , la nécrose, l'exostose , le spina ventosa , exigent le concours d'une main habile, et toutes les ressources médicinales.

Il n'en est pas ainsi des soins préservatifs , auxquels j'ai donné une attention particulière et réfléchie. Les inconvéniens qui résultent de l'emploi d'une infinité de drogues pour blanchir les dents , m'ont mis à même d'apprécier leur ravage , et de les proscrire tout à fait de ce traitement. Je prouve que c'est évidemment à l'ignorance des causes de la formation du tartre , et au peu de soins que certaines personnes prennent de la propreté de leur bouche , que sont dues beaucoup de maladies qui en dérivent ; et que celles-ci ne peuvent que s'aggraver par cette foule d'élixirs , de poudres , d'opiats , etc. que l'ignorance préconise et dont la cupidité s'arrange assez bien.

Si je n'avais pas voulu m'assujettir à ne présenter rien qui ne fût de mes observations particulières , j'aurais donné une description anatomique de la bouche ; mais , outre que beaucoup d'anatomistes s'en sont occupés d'une manière très-satisfaisante , j'ai jugé inutile de renfermer ici ce que l'on trouve ailleurs. Quant à la dentition et au développement des dents , ils entraient trop dans l'esprit de cet ouvrage , pour que je ne m'en occupasse pas : d'ailleurs, étant fréquemment consulté pour des inconvéniens relatifs à leur sortie et à leur mauvaise disposition , j'ai dû faire une description abrégée de leur structure , expliquer le méchanisme de la nature dans leur formation , donner les causes de leur arrangement vicieux, et le manuel qu'il convient de mettre en usage pour obvier à ces inconvéniens.

ABRÉGÉ

DE L'ART

DU CHIRURGIEN-DENTISTE.

PREMIÈRE PARTIE.

De la Dentition.

Si l'on ouvre la mâchoire d'un fœtus de sept à huit mois ; on trouvera dans les cavités alvéolaires, près de la base de cette mâchoire, plusieurs poches membraneuses, dont le nombre égale celui des dents qui doivent paraître. Elles sont jointes entre elles, de manière qu'on parvient à les enlever toutes ensemble, et à avoir une espèce de chapelet formé par leur réunion. Mais à mesure que les alvéoles prennent plus d'accroissement et que les dents se développent, les cloisons destinées à les séparer s'insinuent dans leurs interstices ; les poches membraneuses, par la compression qu'elles éprouvent entre la dent et la paroi de l'alvéole, s'émincissent au point qu'il est impossible d'en appercevoir la plus légère trace. Si l'on en ouvre une, on la trouve remplie d'une lymphe roussâtre, gélatineuse, qui approche par sa consistance de celle du cristallin : c'est le germe des dernières dents, c'est-à-dire, de celles qui doivent durer toute la vie. Au dessus, (à la mâchoire inférieure,) on apperçoit celui des dents de lait ; ils sont séparés l'un de l'autre par une membrane très-fine, et ils se communiquent par le moyen de leurs vaisseaux. Ces deux germes ne se trouvent pas dans toutes les alvéoles ; les trois dernières de chaque côté n'en n'ont qu'un seul, parce que ces dents changent rarement. Cependant on en trouve quelquefois trois dans une même alvéole; et cette observation explique comment des grosses molaires ont pu se remplacer après leur chute, et même dans un grand âge.

Tout le frêle appareil dont je viens de parler, se trouve recouvert par une substance blanchâtre, dure, et presque tendineuse, qui se termine par un bord tranchant, comme celui des dents incisives. Les gencives ne prennent la mollesse et la couleur vermeille qu'elles doivent conserver toute la vie, qu'au septième ou huitième mois de la naissance de l'enfant. D'où peut venir la cause de cette différence des gencives, qui, à l'opposé des autres parties du corps humain, nous paraissent dures dans le fœtus, pour se ramollir avec le temps? Aucun anatomiste n'a paru frappé de ce phénomène, qui cependant est digne d'explication.

La nature les a ainsi disposées, pour augmenter par la compression qu'elles exercent sur le germe des dents situées au dessous, et par la résistance plus forte qu'elles opposent à leur accroissement; pour augmenter, dis-je, leur dureté et accélérer leur formation. C'est ce que l'on peut conjecturer, puisque l'on voit qu'à l'approche du temps qu'elles doivent sortir de leurs enveloppes, les gencives se ramollissent, leur tissu devient plus lâche, plus vermeil, et elles perdent cette dureté qu'elles avaient auparavant; dureté qui, en s'opposant plus fortement à la sortie des dents, serait contraire aux intentions de la nature.

Cette dernière continue de travailler en secret à la formation des dents, jusqu'au huitième ou dixième mois de la naissance de l'enfant; c'est l'époque ordinaire où elles sortent de leurs alvéoles. Ce développement ne se fait pas en même temps dans toute l'étendue des deux mâchoires, mais avec une lenteur proportionnée au besoin que l'enfant peut avoir d'une nourriture solide. La couronne ou le corps de la dent, est la partie qui se forme la première. Cette formation s'opère sans douleurs, parce qu'elle n'est accompagnée d'aucun effort. Mais à mesure que la dent acquiert du volume, sa racine s'alonge, et comprime, en s'enfonçant dans l'alvéole, les nerfs qui passent dans leur intérieur. Cette compression est encore augmentée par la résistance que le tissu des gencives oppose à leur sortie; et de-là naissent tous les accidens qui sont la suite ordinaire de la sortie des dents.

Alors on emploie avec succès une racine de guimauve sèche, et enduite de miel, pour engager l'enfant à la porter fréquemment à sa bouche. L'inquiétude et la douleur qu'il éprouve dans les mâchoires, le portent machinalement à vouloir mâcher tout ce qu'il trouve; et la racine de guimauve broyée par les gencives, humectées et amollies par la salive très-abondante pendant la dentition, devient émolliente, et favorise ainsi la sortie des dents. Dans le cas où les accidens nerveux, causés par la difficulté de leurs sorties, seraient portés au point d'alarmer sur l'état de l'enfant, c'est alors au médecin ordinaire à indiquer les moyens convenables en pareil cas.

Lorsque l'enfant est parvenu à l'âge de quatre à six ans, il a pour lors vingt dents. (Il y en a chez lesquels cette sortie est plus tardive.) Il reste dans cet état pendant un an : après ce temps, les vingt dents qui ont paru, et qui sont connues sous le nom de dents de lait, tombent alternativement, dans le même ordre qu'elles avaient lors de leur sortie.

Le plus souvent on ne trouve à ces dents aucunes traces de racines; c'est ce qui a fait présumer à divers auteurs, que les dents secondaires sont formées des racines des dents primitives. L'expérience m'a prouvé que, la racine de la dent primitive, étant comprimée par la présence de la dent secondaire, elle est détruite en partie ou en totalité. En partie, lorsque le corps de la dent secondaire ne porte que sur une partie de la racine de la dent primitive : alors on voit que la partie qui n'a pas été touchée, est intacte ; et même si la secondaire pousse à côté de la primitive, la racine de cette dernière est intacte. Cette opération de la nature serait-elle l'effet du frottement , qui veut que le contact d'un corps éminemment dur, doit détruire avec le temps un autre corps moins dur ? ou , dépendrait-elle d'un agent inconnu qui use, ronge et détruit les racines des dents primitives, au point que quelquefois il n'en reste pas vestige , lors de la chute ou de l'extraction de ces dents ?

A mesure que les dents primitives tombent, elles sont remplacées par les secondaires qui sont plus grosses. A l'âge d'environ neuf ans, on voit paraître les quatre dernières grosses molaires de chaque mâchoire; alors la dentition est achevée, excepté celle des dents connues sous le nom de dents de sagesse. Ces quatre dernières poussent, depuis l'âge de dix-huit ans jusqu'à trente; quelquefois plus tard, et même jamais. Ces dents tardives complètent le nombre de trente-deux, dont seize à la mâchoire supérieure et autant à l'inférieure. J'en ai compté jusqu'à trente-trois aux deux mâchoires, parce qu'il y en avait une petite d'une figure arrondie, située entre les deux grandes incisives de la mâchoire supérieure.

Lorsque les enfans ont atteint l'âge où les dents primitives doivent tomber, alors leurs parens doivent faire le choix d'un bon Dentiste, pour lui confier la dentition de leurs enfans; c'est de ce soin que dérive la bonne ou mauvaise denture, sur-tout son arrangement. Le plus souvent les dents secondaires sortent de travers; dans ce cas, le plus sûr moyen est d'extraire les dents primitives pour faire place aux secondes. Mais si un enfant dont les dents poussent de travers, était entre les mains d'un Dentiste qui manquât d'expérience, de savoir ou de talens, celui-ci pourrait lui extraire quelques dents

secondaires qu'il croirait être primitives ;
ce qui serait une grande faute, puisque les
secondes ne reviennent pas, et que l'individu
en serait privé pour toujours. De semblables
fautes ont été commises trop souvent, et
j'ai eu occasion de m'en convaincre.

Si, après l'extraction d'une dent primitive,
la place ne suffisait pas pour contenir la secondaire, il faudrait ôter celle qui est à côté,
ainsi de suite. La dentition doit être conduite
de cette manière, jusqu'à la fin de la pousse
des dents secondaires ; parce que dans ce
temps l'enfant grandit, et toutes les parties
qui composent la machine de son individu
s'accroissent. Par conséquent, la mâchoire
s'évase, le cercle est plus grand, plus vaste,
et contient les secondaires, qui sont plus
grosses et plus larges que les primitives.

Description des Dents.

LES premières dents qui s'offrent à la
vue, sont les incisives : les deux antérieures
de la mâchoire supérieure, se nomment les
grandes incisives ; les latérales se nomment

simplement les incisives moyennes; celles
qui suivent, sont les canines ou dents œillères;
les deux suivantes de chaque côté, sont les
petites molaires; les deux autres de chaque
côté, sont les grosses molaires; et les dernières sont les tardives, dites de sagesse :
ce qui fait le nombre de seize à chaque
mâchoire. La différence qu'il y a des supérieures aux inférieures, c'est que les quatre
incisives de la mâchoire inférieure sont d'une
égale grosseur; on les nomme petites incisives; celles qui suivent de chaque côté,
sont les canines; ensuite les grosses et les
petites molaires; les dernières se nomment
aussi dents tardives ou de sagesse. Les incisives, les canines et les petites molaires de
la mâchoire supérieure, n'ont ordinairement
qu'une seule racine; les grosses molaires
en ont trois; et les tardives n'en ont qu'une
pour l'ordinaire : cependant j'en ai vu qui
en avaient deux, trois, et quelquefois quatre.
Quant à la mâchoire inférieure, les quatre
incisives, les canines et les petites molaires,
n'ont qu'une racine; il est bien rare qu'elles
en aient davantage. Les grosses molaires en

ont deux; et les tardives n'en ont qu'une, quelquefois deux, et rarement davantage. Toutes les dents de l'une et de l'autre mâchoire, ont leurs racines engagées dans des cavités qui se nomment alvéolaires. Ces racines sont recouvertes jusqu'à leur collet, d'une membrane connue sous le nom de périoste. Chaque racine a un canal que l'on nomme dentaire; ce canal reçoit deux rameaux sanguins, et un filet nerveux. Le rameau artériel porte le sang dans le bassinet de la dent, et le distribue à la membrane qui le tapisse; le rameau veineux reprend le superflu du sang qui a servi à la nourriture et à la vie de la dent; le filet nerveux lui donne de la sensibilité : celle-ci s'exalte, et cause la douleur insupportable qu'on éprouve lorsque les dents sont malades.

Des Dents mal rangées.

JETONS un coup d'œil sur ce désordre de la nature, qui gêne la prononciation et défigure la beauté.

Il n'est produit que par la pousse des dents secondaires, qui sont plus volumineuses que les primitives, et par conséquent trop larges pour que les mâchoires puissent les contenir, dans cet âge où elles ne sont pas assez évasées. Alors on en voit qui sont chevauchées les unes sur les autres, et même quelquefois déjetées au dedans ou au dehors de leurs rangs. Il y en a aussi qui sont tournées de travers. Dans tous ces cas, il faut que le Dentiste en ôte une ou plusieurs, afin de donner de la place à celles qui sont mal rangées, et qu'il ramène ces dernières dans la place qu'elles doivent occuper. Lorsqu'elles seront luxées et mises en place, le Dentiste les fixera contre une plaque en or, avec du fil en soie ciré, qu'il introduira dans les trous qu'il aura pratiqués à ladite plaque. Les trous doivent correspondre aux intervalles des dents : afin que la plaque soit plus solide, il l'assujettira aux dents voisines de celles qu'il aura luxées. Pour fixer les plaques, je préfère le fil de soie ou de chanvre, à ceux d'or, parce que ce dernier fatigue davantage les dents, et qu'ils sont susceptibles de se relâcher; tandis que les autres maintiennent mieux les dents telles qu'on les a fixées.

On peut aussi ramener les dents à leur place, sur-tout dans un jeune sujet, en les poussant plusieurs fois chaque jour avec le pouce et l'index. On peut aussi les gêner avec un fil de soie qu'on entrelacera de manière à les ramener dans leur direction naturelle. Mais si, après l'espace de quinze jours que cette manœuvre aura été faite, les dents ne commencent pas à se redresser, il est certain que ce moyen ne suffit pas. Alors il faut employer la luxation. Après cette opération, les dents se raffermiront dans l'espace d'un mois, et quelquefois avant ce temps. Si à la suite de l'opération il survient une inflammation, il faut faire usage d'un gargarisme composé d'une décoction d'orge en paille, du quinquina ordinaire concassé, et du miel blanc. On pourra y ajouter quelques gouttes eau de Rabel. Lorsque cette opération est faite par un habile Dentiste, et que l'on prend les précautions et les soins que j'ai indiqués ci-dessus, elle réussit toujours.

Quant

Quant aux dents qui sont tordues , il faut que le Dentiste les saisisse avec une paire de pinces convenables à cet objet, qu'il les tourne doucement du côté où il convient qn'elles soient placées , et qu'il les fixe aux dents voisines avec un fil de soie ciré.

De même que le jeune arbre dont l'accroissement a souffert quelques déviations, s'élève bientôt aussi droit que les autres, dès qu'il est redressé par le piquet auquel il est fixé; de même, par ces simples moyens, on verra les dents reprendre la place qui leur avait été désignée par la nature.

De la Carie des Dents.

JE n'entre pas dans la dissertation des causes qui produisent cette maladie , le détail en serait trop long. Je me borne à dire qu'il y a deux sortes de caries, l'une humide et l'autre sèche. La première est la plus pernicieuse aux dents, parce qu'elle fait plus de progrès que la dernière. La carie ne manque jamais de ronger les dents qu'elle affecte, et ces dernières la communiquent à leurs voisines lorsqu'elles les touchent. On ne saurait jamais assez tôt y remédier.

Ainsi, lorsque la carie commence à attaquer une ou plusieurs dents, le Dentiste doit enlever toutes les parties cariées, soit avec la lime ou tout autre instrument convenable ; et si la dent se trouve sensible, il doit employer les odontalgiques, tels que l'huile essentielle de cannelle, de girofle, et autres de ce genre. Il fera un bourdonnet en coton cardé, ou avec de la charpie fine ; il l'imbibera avec une des huiles que j'ai désignées ci-dessus, et il l'introduira dans le trou de la dent cariée, après l'avoir nettoyée. Il réitérera plusieurs fois par jour, jusqu'à ce que la dent malade n'éprouve aucune sensibilité.

Il y a des Dentistes qui ont l'imprudence de cautériser ces dents malades ; mais j'ai observé que c'est une grande sottise, parce que le cautère attire par son érosion les humeurs qui se jettent vers cette partie, et occasionne des inflammations très-douloureuses, souvent suivies d'abcès. Quelquefois les odontalgiques irritent plutôt qu'ils ne soulagent, sur-tout les personnes qui ont le genre nerveux délicat. Dans ce cas, il ne faut pas les continuer seuls. On peut les combiner avec l'opium tenu en dissolution dans l'une de ces huiles essentielles citées plus haut ; et si ce mélange ne réussit pas, il faut user des calmans, des adoucissans, tels que l'huile d'amandes douces, l'extrait d'opium, etc. Les bains de pieds ne doivent pas être négligés.

On peut limer les dents pour enlever la carie ; ce moyen m'a souvent réussi, sur-tout aux dents qui sont le plus exposées à l'air, telles que les incisives, les canines, et les petites molaires. Quant aux grosses molaires, dont la carie est presque toujours humide, le secours de la lime réussit rarement. Ainsi lorsqu'une dent affectée de carie n'est pas sensible par elle-même, ou que le Dentiste a détruit cette sensibilité, il faut qu'il la plombe ou l'aurifie.

Moyens de guérir les Dents cariées, par la Luxation et la Rupture du canal dentaire.

LES dents cariées qui éprouvent des douleurs malgré tous les moyens employés pour les rendre insensibles, et que les malades désirent néanmoins de conserver, doivent être luxées, ou rompues. Le Dentiste se servira d'un instrument propre à extraire les dents, qu'il placera convenablement; saisira la dent, et fera son opération avec tout le ménagement possible. Lorsque la dent sera déboîtée de son alvéole, il ne sera pas douteux que le cordon dentaire soit rompu ; alors le nerf qui entre dans la composition du cordon dentaire n'ayant plus de communication avec la dent malade, celle-ci n'éprouvera plus de douleurs , malgré les progrès que la carie pourra faire. La dent étant ainsi luxée , le Dentiste la poussera pour la faire rentrer dans sa cavité, et ordonnera au malade un gargarisme adoucissant et tonique , afin de déterger les gencives, leur donner du ton, du ressort, et éviter les maladies qu'elles éprouvent le plus souvent à la suite de cette opération.

Si, malgré les soins que le malade aura reçus, il survenait une forte inflammation à la gencive, qu'elle menaçât d'un abcès, ce qui ne pourrait avoir lieu sans que le malade éprouvât de vives douleurs ; il pourrait s'ensuivre une maladie grave, tant aux gencives, qu'à l'os de la mâchoire ; et pour éviter ces accidens, il faut extraire cette dent.

J'ai souvent fait cette opération, mais j'avoue qu'elle n'a pas toujours réussi, sur-tout à la mâchoire inférieure. Je présume que, comme sa situation empêche l'issue du sang qui jaillit après l'opération, ainsi que des humeurs qui s'y portent, et qu'étant posée sur son axe, elle les retient dans ses cavités alvéolaires ; c'est ce qui occasionne les engorgemens et le plus souvent les abcès qui nécessitent l'extraction entière de la dent. Dans tous les cas, je la conseille rarement, à cause de son peu de succès.

J'ai souvent fait l'extraction entière des dents cariées ; je les ai plombées , lavées avec de l'eau de vie , et les ai remises en place en les fixant avec un fil de soie. J'ai ordonné au malade un gargarisme composé avec de l'eau commune et quelques gouttes d'eau de vie. Cette opération m'a souvent réussi ; j'en attribue le succès au dégorgement des gencives et des alvéoles , qui a eu le temps de se faire pendant que je nettoyais la carie de la dent extraite , et que je la plombais ou l'aurifiais.

Des Douleurs que les Dents ébranlées produisent, et des Moyens d'y remédier.

LES Dents peuvent être ébranlées , par des efforts que les personnes peuvent leur avoir fait éprouver, soit en cassant des noyaux ou autres corps durs , soit par des mouvemens convulsifs , dans les deux mâchoires , que beaucoup de personnes éprouvent en dormant. Elles peuvent encore être ébranlées , par le décharnement des gencives , occasionné par le tartre , ou par des humeurs qui se portent à cette partie. Enfin, cet ébranlement ou vacillement peut provenir des cavités alvéolaires qui se remplissent d'ossification et expulsent les racines dehors. Les affections scorbutiques sont aussi la cause de ce désordre, ainsi que le mercure , soit qu'on l'administre ou qu'on le reçoive. Dans tous les cas , le Dentiste doit nettoyer la bouche du malade , et ordonner un gargarisme tonique et astringent.

Si le mercure est cause de cet ébranlement , il est facile d'y remédier, par les soins que la médecine prescrit en pareil cas ; et s'il est causé par les humeurs, on agira de même. Si les dents vacillantes se trouvent isolées, il n'est pas possible de les fixer ; le plus sage parti est de les extraire , et le malade sera soulagé promptement ; car il est rare que l'on ait des dents vacillantes sans que les gencives soient malades.

Des Fistules qui attaquent les gencives.

LE plus souvent , les fistules qui affectent les gencives , n'ont d'autres causes que la présence des dents cariées , ou de quelques racines de dents restées dans les cavités alvéolaires. Cette maladie est facile à guérir, en ôtant ces dents cariées ou ces racines. Lorsque l'extraction de ces corps étrangers est faite , il n'est pas nécessaire d'administrer aucuns remèdes ; la fistule se guérit d'elle-même , et en peu de temps.

Il y a des fistules qui sont occasionnées par des abcès. Celles-ci guérissent avec le secours des gargarismes émolliens et détersifs. Mais celles qui sont causées par la carie aux os de la mâchoire , demandent beaucoup de soins après l'opération. Celle-ci consiste à débrider et à emporter des parties charnues , à ruginer la partie cariée de l'os, et même quelquefois on est obligé d'y porter le feu. Dans tous les cas, il faut emporter toutes les parties cariées de l'os , et panser la plaie méthodiquement.

S'il existe un vice dans les humeurs, il faut le combatre et le détruire. Si les fistules de la mâchoire supérieure sont produites par l'ouverture du sinus, il faut les dilater, les sonder, et y introduire une canule, afin de pouvoir y pousser des injections émollientes et détersives. Cette canule doit être en or, en argent, ou en gomme élastique ; lorsqu'elle est placée, il faut qu'elle soit maintenue dans le sinus, afin que l'ouverture ne soit pas bouchée par les chairs.

Des Ulcères à la Langue et aux Gencives.

LES ulcères qui surviennent à la langue, sont occasionnés le plus souvent par la présence des dents que la carie a détruites en partie, leur laissant des bords tranchans et des pointes aiguës. Ces inégalités fatiguent la langue, par le frottement qu'elle exerce naturellement contre ces aspérités ; ainsi la langue s'enflamme, s'ulcère et devient très-sensible. Pour y remédier, il faut retrancher les portions de dents qui ont occasionné ces ulcères ; on y parviendra facilement , avec une lime d'une taille douce et d'une forme convenable à cette opération. Le dentiste doit tremper la lime dans de l'eau commune , limer toutes les parties saillantes et inégales , qui fatiguent la langue. Les dents ainsi limées la langue sera bientôt guérie sans d'autres secours de l'art.

Les gencives sont sujettes à s'engorger et à s'ulcérer, par la mal-propreté, et la présence du tartre qui les ronge. Dans ce cas, il faut que le malade se fasse nettoyer les dents , et qu'il ait le soin de les entretenir propres. Si les ulcères , soit à la langue , aux gencives, ou à l'intérieur des joues , sont causés par un virus qui affecte la masse du sang , le malade doit avoir recours aux soins et traitemens indiqués par la nature même du virus.

Il y a de petits ulcères qui surviennent à la langue , aux gencives , ainsi qu'à l'intérieur des joues. Ces ulcères sont connus sous le nom d'aphtes. Lorsqu'ils n'ont qu'une cause locale , il faut les toucher légérement avec une petite pierre de vitriol bleu , puis y mettre de la charpie fine. Ce moyen les guérit promptement, en y touchant deux ou trois fois ; le plus souvent une seule est suffisante.

De la Suppuration des Gencives.

L'HUMEUR âcre qui se porte entre les gencives et les racines des dents , occasionne une inflammation et de petits ulcères aux gencives , du côté des racines des dents. Ces ulcères rendent un pus tantôt blanchâtre et tantôt jaunâtre. Cette matière étrangère rend les gencives sensibles , et ébranle les dents au point d'occasionner leur chute. Pour remédier à cette maladie , le plus sûr moyen est d'examiner de quel côté les ulcères existent; il sera facile de s'en assurer par le moyen d'une sonde fine , que le Dentiste passera entre la gencive et la dent. Lorsqu'il aura reconnu si le foyer de la suppuration existe du côté de la gencive, il emportera toute la partie charnue qui

B 6

cause cette suppuration. Par ce moyen, il guérira la maladie et conservera la dent, quoiqu'elle soit dépourvue d'une partie de sa gencive, qui cependant recroît quelquefois. Si la suppuration provient de toutes les parties des gencives du côté des racines des dents, alors il faut extraire les dents; après cette opération les gencives se raffermiront, et le malade sera guéri en peu de jours, sans le secours d'aucuns remèdes.

Manière de nettoyer les Dents.

L'OPÉRATION de nettoyer les dents paraît simple ; cependant il y a des cas qui nécessitent des mains habiles pour la faire parfaitement, et avec le ménagement qu'exigent les dents vacillantes, chargées d'un tartre dur et épais.

Le Dentiste doit avoir divers instrumens, soit rugines plates et demi-courbées, de différentes largeurs ; un instrument en forme de gouge, quarré à son extrémité; un autre de la même forme, coupé en biseau; un autre en forme de déchaussoir, et un dernier en forme de feuille de myrthe mi-courbée. Au reste , je ne prétends pas limiter les instrumens que l'on doit employer pour faire cette opération ; chaque artiste se sert de ceux qu'il trouve plus commodes ; n'importe lesquels, pourvu que l'opération soit bien faite et avec ménagement.

Lorsque la personne qui va se faire opé-rer , est assise sur un fauteuil construit de manière qu'elle ait la tête appuyée , le Dentiste ôte le tartre avec un instrument convenable , en commençant par les dents de la mâchoire supérieure ; après qu'il aura ainsi suivi toutes les dents de cette mâchoire , il passera entre les dents un instrument courbe , pointu et tranchant , pour enlever le tartre. Il en fera autant à l'autre mâchoire. Pour que les dents soient bien nettoyées , il ne faut pas qu'il y reste la moindre parcelle de tartre , tant à la face interne qu'à l'externe , ni entr'elles. Alors le Dentiste trempera une petite brosse dans de l'eau naturelle , et en brossera les deux rangées de dents , en faisant joindre les deux mâchoires de la personne qu'il

opère. Si les dents sont d'un beau blanc,
l'opération est finie; mais il est rare qu'elles
soient assez blanches , quoique le tartre
ait été bien enlevé; il faut d'autres moyens
pour leur donner la blancheur naturelle.
Chaque Dentiste emploie les siens : les
uns se servent d'opiats , les autres de
poudres ; toutes ces drogues sont nuisibles,
parce qu'elles tendent à user l'émail , et
elles sont insuffisantes , parce qu'il y a
beaucoup de personnes qui ont une espèce
de vernis couleur verdâtre ou jaunâtre, et
même noirâtre, qui ne peut être enlevé par
les opiats , les poudres , ni les instrumens,
sans ratisser les dents au point d'en amincir
l'émail. Je me sers d'une liqueur de ma
composition , qui a la propriété de dissoudre ce vernis , sans altérer l'émail. Je
trempe une épingle en or dans cette liqueur, je fais jaillir cette dernière sur la
surface des dents , ensuite je les brosse
avec de l'eau naturelle , et j'ai le plaisir de
les rendre nettes et blanches.

Ma liqueur n'est pas corrosive ; je l'emploie depuis plus de vingt ans avec succès

et sans aucun inconvénient. J'en donnerai la composition dans mon ouvrage complet.

Moyen d'entretenir soi-même les Dents propres et en bon état.

Quoique l'on ait fait nettoyer sa bouche par un habile Dentiste, les dents exigent des soins pour les maintenir propres. Tous les matins à jeun, il faut tremper une brosse fine et bien fournie dans un verre d'eau, joindre les deux mâchoires, au point que les dents se touchent, et les brosser en tous sens à diverses reprises, autant qu'il sera nécessaire. Cette petite opération terminée, on verra l'eau dans laquelle on aura trempé la brosse, devenir blanchâtre; cette couleur ne lui est donnée que par le limon qui se forme dans la bouche et sur la langue, par les vapeurs qui s'exhalent de l'estomac pendant la nuit. Il faut aussi faire usage d'un morceau de ressort de montre, d'environ six pouces de longueur, auquel il sera adapté à chaque extrémité, un petit bouton en métal ou en ivoire; on tiendra ces boutons dans ses mains , et on se ratissera la langue avec ce petit instrument. Cette seconde opération étant finie, il ne restera plus qu'à passer un cure-dent entre les dents : il ne faut se servir que de ceux qui sont en plumes ou en bois , et jamais de ceux qui sont en matières métalliques. Toutes les personnes qui donneront de tels soins tous les jours à leur bouche , seront peu sujettes à les avoir garnies de tartre ; elles auront aussi le souffle plus doux. D'ailleurs , cette toilette tient à la santé , parce que la bouche étant tapissée de ce limon, il serait ramassé par les premiers alimens qu'on prendrait, et par eux porté dans l'estomac ; alors il y procurerait un germe de corruption et de mauvaise digestion. Il y a des personnes qui ont les gencives engorgées : si cet engorgement est sanguin, il faut les faire saigner de temps en temps , soit avec un cure-dent, ou la pointe d'un instrument en acier. Si l'engorgement est lymphatique , ou qu'il soit produit par un relàchement , il faut faire usage du quinquina en poudre , que l'on frottera sur les gencives engorgées. Il y a des personnes qui font usage des poudres , des opiats , des élixirs , soit pour nettoyer leurs dents ou pour fortifier leurs gencives. Ces drogues , je le répète, sont très-nuisibles. Les élixirs sont composés avec des médicamens actifs , tels que la racine de pyrèthre , le gingembre , le girofle , la cannelle , le camphre , etc. , et un peu de cochenille pour leur donner une couleur rouge plus ou moins foncée. Le véhicule de ces élixirs n'est ordinairement que de l'esprit-de-vin ou de l'eau-de-vie. Les liqueurs de ce genre n'ont d'autre propriété que d'enflammer l'intérieur de la bouche.

Quant aux poudres et opiats que la cupidité débite pour nettoyer les dents , ils ne sont composés qu'avec du corail , de la pierre-ponce en poudre , et autres matières de ce genre. Ces matières terreuses ne produisent d'autres effets que de polir les dents en altérant leur émail ; aussi on observe facilement que les personnes qui font usage de ces drogues n'ont jamais de jolies dents , parce que l'émail qui les couvre et les conserve est bientôt aminci ou détruit par leur usage.

Des divers usages de la Lime , et Manière de limer les Dents.

LA lime sert à raccourcir les dents , à unir leurs extrémités, à les réparer lorsqu'elles sont trop serrées , chevauchées, et cariées à leurs parties latérales. Lorsqu'il s'agit de raccourcir une dent , il faut que la personne soit assise sur un fauteuil , et qu'elle ait la tête appuyée sur le dossier. Le Dentiste prend d'une main une lime plate et d'une taille douce , après l'avoir trempée dans l'eau ; de l'autre main il écartera les lèvres de la personne qu'il opère ; ensuite il limera la dent jusqu'à ce qu'il l'ait raccourcie au point qu'il désire. Il aura le soin de tremper souvent la lime dans de l'eau, et il donnera à l'extrémité de la dent , la forme convenable.

S'il s'agit de limer une dent attaquée par la carie , et que ses inégalités blessent la langue, le Dentiste choisira une lime dont la forme convienne à son objet ; il la trempera dans de l'eau, et limera toutes les inégalités de la dent. Il y a des cas où l'on peut emporter avec des pinces incisives la partie de la dent qu'on a intention de limer ; mais ensuite il faut limer les inégalités.

Lorsqu'il y a des dents chevauchées à la partie intérieure des mâchoires, le Dentiste doit séparer les dents jusqu'à leur collet. Pour faire cette séparation, il se servira d'une lime plate de l'épaisseur d'un quart de ligne ; il aura toujours le soin de tremper la lime dans de l'eau, toutes les fois qu'il voudra s'en servir.

Lorsqu'il y aura des dents cariées, et que leurs caries se touchent, le Dentiste les séparera avec une lime un peu plus épaisse que la précédente, et, s'il est possible, il enlèvera toute la carie avec la lime ou tout autre instrument. S'il reste des cavités, le Dentiste doit les plomber ; mais il faut que les dents ne soient pas trop sensibles.

S'il n'y a qu'une dent cariée à sa partie latérale, le Dentiste la séparera de même, avec une lime plate , mince , et taillée d'un seul côté , dont il se servira pour la dent malade ; par ce moyen la dent saine ne sera pas altérée par la lime.

De la plombure des dents.

Lorsque les dents on été minées par la carie , et qu'il y a une cavité dans le cas de contenir une plombure , le Dentiste , après avoir nettoyé le trou de la dent , détachera avec des instrumens convenables , toutes les parties affectées de carie. Si après cette opération la dent n'est pas sensible , il y passera plusieurs fois un petit bourdonnet de coton , afin d'enlever toutes les parties détachées et autres corps étrangers qui pourraient y être restés ; il passera dans la même cavité un dernier bourdonnet imbibé d'une huile ou d'une essence spiritueuse , qu'il laissera pendant quelques minutes ; en attendant , il préparera la matière avec laquelle il doit plomber la dent. Il prendra la quantité convenable d'une feuille d'or , d'argent , d'étain ou de plomb , la roulera légérement entre ses doigts , prendra une petite paire de pinces avec lesquelles il introduira sa plombure dans la cavité de la dent cariée. Il aura de petits instrumens de la forme de ceux qui servent à cautériser les dents ; il en aura de droits et de courbes en différentes figures et grosseurs ; il se servira de ceux qu'il trouvera convenables pour presser et fouler la plombure dans la cavité de la dent qui la reçoit. Si cette plombure ne remplissait pas la cavité , il en mettrait une seconde , et plus s'il était nécessaire , mais en faisant en sorte de les lier ensemble , afin qu'elles ne soient pas dans le cas de se détacher les unes des autres. Il observera aussi que la plombure remplisse exactement toute la cavité de la dent , afin que ni l'air , ni aucune parcelle d'alimens ne puissent s'y introduire , et éviter les douleurs que l'air pourrait causer à la dent. Si les alimens s'y introduisent , leur séjour les ferait corrompre , donne-rait de l'odeur à la bouche , et augmenterait les progrès de la carié. Un seul tampon de plombure est plus facile à tenir que s'il y en avait plusieurs ; c'est à l'artiste à en juger.

De toutes les matières qui servent à plomber les dents, je préfère l'or pur, parce qu'il est plus sain que les autres matières, et n'est pas susceptible de dissolution ; tandis que l'argent le plus fin, noircit dans la dent et lui donne un transparent noirâtre. Le plomb et l'étain en font de même ; ces deux dernières matières contiennent des parties arsenicales, qui procurent à la bouche un goût désagréable. Mais enfin, de quelle matière qu'on se serve, il faut qu'elle soit réduite en feuilles battues bien minces, afin que le Dentiste puisse les introduire, les presser et les fouler, sans qu'il soit obligé d'user d'une certaine force, qui ferait souffrir le malade.

Si une dent plombée était sensible jusqu'à un certain point, et que cette sensibilité persistât plusieurs jours, il faudrait que le Dentiste ôtât tout ce qu'il y aurait introduit, et qu'en place il y mît un bourdonnet en coton ou en charpie fine, imbibé avec de l'huile de girofle ou de cannelle ; il le renouvellera tous les jours jusqu'à ce que la dent soit insensible. Mais si après tous ces soins les douleurs continuaient, il faudrait l'extraire sans délai.

- Il y a souvent des personnes qui viennent me consulter au sujet des dents qui ont été plombées même plusieurs fois, et dont elles souffrent encore; ces plombures sont faites par un artiste de cette ville que la renommée favorise plus que ses talens dans l'art du Chirurgien dentiste. Ces personnes ayant souffert gratuitement pendant des mois et des années entières, sont forcées d'avoir enfin recours à l'extraction de leurs dents malades, malgré les belles promesses de cet homme, qui dit à tous ceux qui veulent l'entendre : « N'allez pas chez les Dentistes » pour vous faire extraire vos dents, car » ils vous ébranleront la mâchoire ; moi » seul je les conserve toutes. . . . . »

Convenons qu'il est assez adroit de promettre aux gens de conserver leurs dents, lorsqu'on ne sait pas les extraire. N'est-ce pas se mettre à l'abri du reproche de l'ignorance, que de savoir tirer parti de la crainte que l'on a de cette petite opération, qui n'est rien en elle-même, quand elle est faite par un homme instruit et habile.

Le charlatanisme de cet artiste rend, depuis bien des années, nombre de personnes victimes d'une réputation illusoire et d'une aveugle confiance. Le prestige en est si grand, que les souffrances vives et prolongées, auxquelles l'extraction peut seule mettre fin, ne sont pas capables de le détruire.

De l'Extraction des Dents.

LORSQU'UNE dent affectée de carie ne peut être conservée malgré tous les secours de l'art, et qu'elle occasionne, soit des douleurs ou des engorgemens aux gencives, soit une mauvaise odeur à la bouche; le plus sage parti est de l'extraire; ce moyen fait cesser tous ces inconvéniens. Il y a des dents qui sont amincies par la carie qui existe depuis long-temps; alors elles tombent par parcelles, au point qu'il n'y reste que les racines, qui quelquefois causent des douleurs très-vives. D'autres fois elles

laissent

laissent le malade tranquille pendant des mois et des années entières, alors les dou-leurs se réveillent avec plus de force, au point que le malade ne peut plus les suppor-ter et qu'il est obligé de les faire extraire. Enfin, soit que ces racines fassent ou nou souffrir, elles finissent toujours par procurer des engorgemens aux gencives au point qu'ils se présentent et qu'on pourroit les prendre pour des affections scorbutiques.

Si ces désordres proviennent des dents minées par la carie, et que les racines restées en soient la cause, il est de toute nécessité d'extraire ces corps étrangers, tant pour soula-ger le malade, que pour prévenir de grands maux. J'ai souvent observé que le séjour des dents cariées, ainsi que des racines res-tées dans les cavités alvéolaires, occasion-nent non-seulement des petits abcès fistu-leux aux gencives, mais encore des caries et des nécroses aux os des deux mâchoires, principalement à la mâchoire inférieure. Alors l'extraction des dents ou racines est insuffisante. J'ai vu à la suite de ces nécroses des fistules complettes qui avaient percé la joue, au dessous du bord inférieur de la mâchoire inférieure. Tous ces désordres ne proviennent que de ces corps restés dans l'alvéole par la crainte que les malades éprouvent au sujet de l'extraction, et le plus souvent par l'ignorance ou la mal-adresse de ceux qui après avoir cassé ces dents, n'avaient pas ôté leurs racines. Je donnerais dans mon ouvrage complet, des observations à ce sujet où je décrirai des cas de cette nature, qui n'ont pu être guéris, qu'après avoir incisé les parties molles et avoir appliqué en différentes fois le cautère actuel et fait des opérations majeures pour enlever toutes les parties osseuses affectées de caries. Il n'est pas rare de voir un teint jaune aux personnes qui ont des dents cariées, la cause vient de la mauvaise mastication qui s'oppose à une bonne digestion, et qui ne contribue pas peu à la santé, car ce n'est pas la quantité d'alimens qui nourrit l'homme, mais la bonne digestion. D'ailleurs toutes les dents cariées contiennent dans leurs cavités des matières corrompues, occasionnées par le suc des alimens qui séjournent , se corrompent et infectent les autres alimens qui ont été broyés et triturés dans la bouche , vont porter dans l'estomac un germe de corruption qui est contraire à une bonne digestion.

Depuis des siècles , l'expérience nous a prouvé et nous prouve journellement, qu'une dent affectée de carie jusqu'à un certain point , aucuns secours de l'art ne peuvent la ramener à son état d'intégrité , le plus sage parti est de l'extraire. Cette opération guérit de suite le malade , et quelquefois lui évite de grands maux. Il arrive souvent que des personnes se sont fait opérer par de prétendus dentistes , qui n'ont ni instruction, ni talent , ni adresse , et qui les ont fait beaucoup souffrir. Ces mêmes personnes sont éffrayées de la souffrance quelles ont éprouvée et n'osent plus se confier à un Dentiste. Mais si elles s'assuraient d'un Chirurgien-dentiste , dont les talens soient bien connus, elles ne seraient pas dans le cas de livrer leur santé à l'ignorance et à la mal-adresse. Alors elles éviteraient de se faire mutiler.

Il serait à souhaiter pour le bien de l'humanité, qu'une loi bienfaisante obligeât tous ceux qui se disent Chirugiens-dentistes, ainsi que ceux qui veulent embrasser cette profession, à subir des examens, afin qu'ils donnent des preuves de capacité. Cette loi existait dans l'ancien régime, les ci-devant colléges de chirurgie était chargé d'examiner tous les candidats.

Lorsqu'un Dentiste est consulté pour extraire une dent, il faut qu'il ait des instrumens bien faits et propres à faire toutes les opérations de ce genre : tels qu'un davier droit et un courbe ; deux ou trois paires de pinces droites, de la forme du davier droit, et qu'elles soient de différentes grosseurs ; un bec à corbin, plusieurs clefs de Garanjo de diverses grandeurs , et dont les crochets soient tournés en divers sens ; un petit pélican et un grand ; un déchaussoir ; un poussoir ; deux sondes , dont l'une droite et l'autre courbe.

Avant de faire l'opération , le Dentiste doit s'assurer de la dent qui est malade , afin d'éviter l'inconvénient de tirer l'une pour l'autre. Pour cet objet, il portera la sonde courbe ou la droite, c'est-à-dire celle qu'il jugera être la plus propre à cet objet selon la situation de la dent que le malade lui aurait désignée. Lorsqu'il sera assuré quelle soit cariée, il sondera de nouveau pour connaître la grandeur et la profondeur de la carie, afin de ne pas s'exposer à casser la dent. Toutes ces observations terminées, il prendra l'instrument qui lui paraîtra le plus convenable. S'il se sert d'une clef de Garanjo, il saisira la dent malade avec le crochet de la dite clef, fera son point d'appui et tournera le poignet avec ménagement. Par ce moyen il extraira la dent en peu de temps. Si la clef de Garanjo n'était pas convenable, le Dentiste se servirait du pélican. Pour opérer avec cet instrument, il faut que le malade soit assis sur une chaise et que le Dentiste se tienne debout sur une autre, qu'il aura adossée à celle du malade ; ce dernier renversera la tête, l'artiste tiendra son pélican de la main qui sera du côté de la dent malade, ouvrira une des branches de l'instrument, saisira la dent avec

C 3

le crochet, appuyera la courronne qui sera garnie de linge, entre deux dents, près de celle qu'il va extraire, soutiendra avec deux doigts, de l'autre main, au dedans de la bouche, les deux dents qui servent de point d'appui, forcera sur ce dernier, afin que le point de résistance soit dans le cas de disloquer et d'emporter la dent. Si après cette manœuvre, la dent ne se trouve que luxée, comme cela arrive quelquefois dans cette opération, l'artiste la saisira avec une pince droite ou courbe. Je dois observer que celui qui se sert du pélican, doit être embidextre, c'est-à-dire, aussi adroit de la main gauche que de la droite.

Si le Dentiste casse la dent qu'il veut extraire, il faut qu'il en tire les racines, par rapport aux raisons que j'ai exposées ci-dessus. Pour extraire ces racines, il fera en sorte de les saisir avec la clef de Garanjo ou avec le pélican. S'il ne peut y réussir avec l'un de ces deux instrumens, il se servira du poussoir ou de tout autre instrument convenable, saisira la racine, et la poussera pour en faire l'extraction.

Quelquefois il y a des dents surnuméraires qui se trouvent au dedans de la bouche et adossées contre les autres dents. Soit qu'elles soient cariées, ou que les personnes désirent s'en débarrasser, l'artiste en fera l'extraction avec le poussoir ; et, s'il ne peut y réussir de cette manière, il garnira le bout du poussoir avec du linge, l'appuyera sur la dent, et frappera dessus à petits coups avec le maillet de plomb, sans que la tête du malade soit appuyée, afin qu'il n'éprouve aucuns contre-coups qui lui seraient très-sensibles, par la commotion que les contre-coups produisent au cerveau. Si de pareilles dents se trouvent hors de leur rang et au dehors de la bouche, il n'y a qu'un seul moyen de les extraire, sur-tout lorsqu'elles se trouvent adossées contre les autres dents, c'est de se servir d'un instrument de mon invention, dont je donnerai le détail et la gravure, dans mon ouvrage complet.

Lorsqu'une dent est extraite, de même que les racines, on doit laisser couler le sang pendant quelques minutes, presser la gencive avec le pouce et l'index, faire rincer la bouche du malade avec de l'oxycrat.

Il y a des auteurs anciens qui ont parlé de divers instrumens, tels que le pelican à plusieurs branches, le levier, et autres. Je ne m'en suis jamais servi, et avec les instrumens dont j'ai parlé ci-dessus, je n'ai pas été en peine de faire l'opération la plus difficile. Ainsi, de quelle commodité que soient les instrumens, il faut qu'ils soient toujours dirigés par une personne instruite, et qui ait de la dextérité.

Des Hémorragies après l'extraction des Dents.

Lorsqu'après avoir fait l'opération de l'extraction, il s'ensuit un saignement ordinaire, cela n'est pas une hémorragie, puisque l'on entend par hémorragie, une effusion de sang qui dure un espace de temps qui devient préjudiciable au malade. Ainsi, lorsqu'il survient une hémorragie, le Dentiste doit l'arrêter promptement afin de ne pas laisser affaiblir le malade. Ordinairement ces sortes d'hémorragies ne sont pas dangereuses, on les arrête facilement. Elles proviennent le plus souvent du rameau artériel, qui forme en partie le cordon dentaire qui a servi à la nourriture de la dent. Dans ce cas, l'artiste doit examiner si l'hémorragie provient du cordon dentaire, ou de quelques autres vaisseaux des gencives. Si elle provient du cordon dentaire, le sang sortira de la cavité alvéolaire; tandis que si elle est causée par quelques autres vaisseaux collatéraux, le sang sortira par les gencives.

Si le Dentiste est assuré qu'elle provient du cordon dentaire, s'il existe un caillot de sang, il le sortira, et tamponnera la cavité avec de la charpie fine et sèche, maintiendra le tampon avec une compresse plus ou moins graduée qu'il appliquera dessus; fera joindre les mâchoires du malade pendant le temps convenable. Ce simple moyen m'a souvent réussi. Mais s'il est insuffisant, le Dentiste sortira la compresse et le tampon, de la cavité alvéolaire; en place de la charpie, il subsistuera l'agaric de chêne préparé, il emploiera une compresse et plusieurs, s'il est nécessaire. Ce second moyen réussit mieux que le premier ; mais encore s'il n'était pas suffisant, l'artiste aurait recours à d'autre charpie, dont il ferait un petit plumaceau qu'il mettrait dans le creu de sa main, et sur lequel il mettrait une pincée de vitriol bleu en poudre, il envelopperait ce vitriol avec la même charpie, en ferait un bourdonnet qu'il tremperait dans du vinaigre, et l'introduirait dans la cavité alvéolaire ; il appliquerait par-dessus une ou plusieurs compresses graduées, et ferait joindre les mâchoires du malade pendant quelque temps.

M. Bourdet recommande de tremper les compresses dans du vinaigre. L'expérience m'a prouvée que ce procédé est inutile ; puisque les compresses ne servent qu'à comprimer le tampon. Enfin si ce troisième moyen n'arrêtait pas l'hémorragie, il faudrait employer le cautère actuel ou la pierre infernale, dont les effets caustiques, coagulent le sang, crispent le calibre du vaisseau rompu, et ne manquent jamais d'arrêter les hémorragies les plus opiniâtres.

Si l'hémorragie provient d'un des côtés des gencives, le Dentiste emploiera les moyens mentionnés ci-dessus, en recommandant au malade de tenir la main sur la joue du côté de l'hémorragie, afin d'assujettir les compresses.

Dans ce dernier cas, M. Bourdet conseille le bandage du chevestre. Depuis que j'exerce mon état, je n'ai jamais eu besoin d'en faire usage, quoique j'aie été très-souvent dans le cas d'arrêter des hémorragies.

Des Fluxions avant ou après l'extraction des Dents.

TOUTES les personnes qui ont des dents affectées de caries, sont exposées à éprouver des fluxions en toutes les saisons, sur-tout dans les temps humides et froids. Les dents cariées attirent par leur état de maladie, les humeurs qui se portent quelquefois avec abondance vers les gencives, ainsi qu'à l'intérieur des joues. Les dents étant sensibles, les humeurs ont toujours une disposition à se porter vers les parties douloureuses et irritées. Semblables aux vésicatoires, aux cautères ét aux sétons, qui ne manquent pas d'attirer les humeurs aux endroits où on les a appliqués.

Les humeurs étant attirées à une partie de la bouche, par l'effet que produit une dent cariée, elles y causent des engorgemens et des fluxions. Lorsqu'une fluxion survient, et qu'elle est légère, le malade doit se tenir chaudement et garder la chambre ; il fera usage, soir et matin, d'un bain de pied et de plusieurs bains de vapeur par jour qu'il fera prendre à la joue, du côté de la fluxion. Ces derniers bains doivent être composés avec des infusions de plantes émollientes. Le malade fera aussi usage des gargarismes émolliens et détergifs, tels que la décoction d'orge en paille, de feuilles de mauve, de fleurs de mauve, de feuilles de violette ou de pariétaire ; on y ajoutera du miel blanc. On peut aussi faire usage du lait chaud, dans lequel on aura fait bouillir quelques figues grasses. En employant de tels moyens, les fluxions de cette nature guérissent en peu de temps. Il y a des auteurs qui, dans ces maladies, conseillent d'extraire les dents cariées; une semblable pratique fait souffrir des douleurs très-vives, et expose le malade à des hémorragies considérables.

Si la fluxion procurait un abcès , alors ce serait le cas d'extraire la dent ou racine cariée qui en serait la cause ; mais il faudrait attendre que l'abcès soit dans sa maturité pour faciliter l'issue de la matière. Ce procédé soulage et guérit le malade en peu de temps.

S'il existait une fluxion , sans qu'aucune dent ou racine cariée , en soit la cause, chose qui arrive rarement, le malade userait des premiers moyens que j'ai indiqués ci-dessus. Si malgré ces remèdes et soins, il survenait un abcès , le dentiste attendrait sa maturité, et alors il en ferait l'ouverture avec un instrument tranchant. Il ordonnerait au malade des gargarismes émolliens et détergifs; dans le dernier période de la maladie, il pourrait ajouter au gargarisme de quinquina concassé. Il conviendrait aussi que le malade soit purgé après sa maladie.

J'ai observé que les personnes qui sont sujettes aux fluxions et aux abcès à la suite de l'extraction des dents , sont chargées d'humeurs ; la sabure que contient l'estomach , subit une fermentation dont la vapeur tapisse la bouche en général, cause de l'engorgement , et souvent même des abcès aux gencives. Le plus souvent ces humeurs sont attirées par les dents cariées ; les fortes douleurs que les malades éprouvent en pareil cas , sont causées par l'abondance des humeurs qui s'accumulent, tant aux gencives qu'aux joues ; pressent et compriment les filets nerveux qui y sont répandus , les agacent , les irritent et causent de vives douleurs.

Des Engorgemens qui se forment dans le canal dentaire , à la suite des Dents usées sans être cariées.

LES dents sujettes à s'user , sont celles dont l'émail est trop tendre ; et sans être atteintes d'aucune carie , elles n'en sont pas moins sensibles, parce qu'il leur manque une partie de leur corps, et que le canal dentaire se trouve presque à découvert. Il s'ensuit, que l'air, l'eau fraiche, les boissons chaudes , ainsi que le contact des alimens qu'on soumet à leur action, leur donnent des douleurs. Même quelquefois il se forme des abcès, provenant d'une matière âcre qui s'y porte ; cette matière engorge le canal dentaire , au point que le cordon de la dent tombe en putréfaction et produit un abcès dans le canal. Si de tels abcès ont lieu aux incisives ou aux canines de la mâchoire supérieure , il est aisé d'y remédier. Le Dentiste doit trépaner la dent avec un instrument d'acier , dont la pointe soit à plusieurs faces et bien trempée ; il la portera dans le canal de la dent malade , en faisant tourner ladite pointe entre le pouce et l'index, afin qu'en faisant la fonction du trépan , elle ouvre le canal de la dent. Par ce moyen il facilitera le dégorgement de la matière , détruira entièrement le nerf de la racine et la dent n'éprouvera pas la moindre sensibilité. Lorsque le Dentiste aura ouvert le canal, il y introduira du coton cardé ou de la charpie fine qu'il fera tourner dans l'intérieur. Lorsque le canal sera netoyé, il le tamponnera avec un bourdonnet en charpie fine, imbibé d'une liqueur spiritueuse, changera le bourdonnet une fois chaque jour, et finira son opération en plombant la dent malade. On peut user des mêmes procédés à toutes les dents qui n'ont qu'une racine un peu arrondie, telles que les incisives et les canines de la mâchoire inférieure.

Je dois observer que cette opération n'est pas praticable aux dents dont la racine est applatie ; telles que les petites molaires de la mâchoire supérieure, lesquelles ont quelquefois deux racines. Quant aux grosses molaires de l'une et de l'autre mâchoire, il serait difficile d'y faire réussir cette opération, à cause qu'elles ont plusieurs racines qui sont écartées et aplaties. Dans ce cas, l'expérience m'a prouvé qu'il n'y avait point de plus sûr moyen que celui de l'extraction.

De la Transplantation des Dents.

L'A transplantation des dents est une opération par laquelle on extrait une dent cariée pour en substituer une autre saine. Cette opération a été pratiquée pendant long-temps d'une manière avilissante, pour la personne que la misère obligeait de dégrader son être, pour embellir celui qui était plus riche ou plus puissant ; cette action était barbare de la part du Dentiste, qu'un sentiment d'humanité aurait dû engager à observer au pauvre que la dignité de son être, ne lui permettait pas de se laisser mutiler sous l'appas d'un vil intérêt. Il aurait dû aussi observer au riche combien l'homme doit respecter son semblable ; et par ces observations, le Dentiste aurait évité tous les maux qui résultent de cette opération. Car si celui qui fournit une dent se trouve affecté de quelque virus, il ne manque pas de le transmettre à celui qui reçoit la dent de remplacement. L'expérience n'a que trop prouvé que des maladies graves se sont inoculées par cette opération.

J'ai beaucoup réfléchi sur cette opération, et j'ai été assez heureux pour parvenir à la pratiquer sans dégrader l'espèce humaine , et sans exposer la personne qui reçoit la dent de remplacement, à recevoir un virus contagieux.

Voici de quelle manière je pratique cette opération depuis plus de vingt ans.

Je me procure une collection de dents naturelles, de la classe des incisives, des canines, et des petites molaires de l'une et de l'autre mâchoire. Je les fais macérer environ un an dans de l'eau naturelle que j'ai le soin de changer tous les huit jours. Par ce moyen, les dents se dépouillent de leur suc osseux, des débris des gencives, et de tous les virus contagieux qui peuvent les affecter. J'obtiens par ce moyen le double avantage de choisir parmi le nombre des dents que j'ai ainsi préparées, celles qui conviennent le mieux pour le remplacement.

Procédé opératoire.

J'OBSERVE que cette opération ne peut se faire qu'aux dents qui n'ont qu'une racine et dont les gencives sont en bon état. Pour y procéder, le Dentiste extrait la dent qui doit être remplacée ; cette extraction doit être faite avec ménagement, afin de ne pas trop écarter la gencive et fracturer l'alvéole. La dent étant ainsi extraite le Dentiste laissera saigner quelques temps ; pendant cette intervalle, il choisira dans sa collection une dent semblable à celle qu'il vient d'extraire, l'introduira dans la cavité alvéolaire, fera joindre les mâchoires du malade, afin de s'assurer que la dent n'est pas gênée par celle de la mâchoire opposée. Si elle est trop longue. l'artiste la raccourcira ; si elle est trop épaisse, il la diminuera en dessous ! enfin, la dent étant jugée propre au remplacement, le Dentiste pratiquera deux ou trois rainures autour de sa racine : pour y parvenir, il se servira d'une lime mi-ronde. Ensuite il la lavera

avec de l'eau-de-vie , l'introduira dans la
cavité alvéolaire , la fixera aux dents latérales avec un fil de soie ciré , et fera quelques légères pressions à la gencive , avec
le pouce et l'index. Il ordonnera au malade
un gargarisme émollient et détergif ; lui
recommandera de ne pas déranger la nou-
velle dent , soit par la mastication ou par
toute autre cause. Huit jours après , le
malade fera usage d'un autre gargarisme
tonique et astringent , qu'il continuera
autres huit jours, et plus s'il est nécessaire.
Lorsque l'artiste sera assuré , que la dent
de remplacement est affermie , il ôtera le
lien qui la tenoit fixée , en recommandant
au malade de ne pas la fatiguer pendant
l'espace de deux ou trois mois , afin de la
laisser consolider.

Les rainures que je recommande autour de
la racine , servent de moyens d'adhérence
dans l'affaissement et resserrement des gencives. Les gens de l'art qui disent que les
dents transplantées prennent racines, sont
des ignorans ou des imposteurs. Les dents
transplantées ne prennent pas racines; elles

ne se naturalisent pas non plus ; elles ne sont maintenues dans les cavités, que par l'affaissement et resserrement des gencives et des alvéoles. Malgré cela, les dents transplantées par des mains habiles, peuvent durer une vingtaine d'années, et quelquefois davantage. Mais quoi qu'il en soit, il est nécessaire que celui qui en porte ait des précautions, et les menage beaucoup.

Je suis très-précis au sujet de cette opération, où il y a beaucoup plus de choses à dire. Cette méthode est de mon invention ; je la décrirai dans toute son étendue dans mon ouvrage complet. En attendant, on peut la voir dans le mémoire que j'ai fait à ce sujet, et que j'ai présenté à la Société de médecine de Lyon, en 1804.

Moyens d'assujéttir les Dents vacillantes.

Lorsque les dents incisives et les canines de la mâchoire supérieure, se trouvent vacillantes, il faut les fixer avec un fil de soie ciré. On l'entrelace entre les dents vacillantes et entre les voisines qui sont solides; on noue les deux bouts du fil, en le passant deux fois dans la même gance; afin que le nœud ne se relâche pas, le Dentiste fera un second nœud simple qu'il serrera comme le premier, entrelacera de nouveau les mêmes dents, et fera un double nœud; il repassera le fil autant de fois qu'il le jugera nécessaire, pour entrelacer les dents vacillantes.

Si pour cette opération l'artiste emploie du fil d'or, il entrelacera les dents comme je l'ai dit ci-dessus, à l'exception des nœuds qu'il ne fera pas. Il saisira les bouts du fil avec une pince d'acier convenable à cette opération, et aura le soin de tirer les bouts du fil, chaque fois qu'il voudra les tordre ensemble. Il pourra également entrelacer plusieurs fois le fil d'or, comme il aurait pratiqué avec un en soie.

Quelque lien que le Dentiste emploiera, il sera obligé d'en couper les deux bouts, et de les cacher autant qu'il lui sera possible entre les dents.

Les grosses et les petites molaires de l'une et de l'autre mâchoire, ainsi que les incisives et les canines de la mâchoire inférieure, doivent être fixées avec des plaques en or de l'épaisseur d'une pièce de six sous, et de la longueur convenable. Le Dentiste la présentera dans l'intérieur de la bouche, contre les dents qu'elle doit fixer, marquera la plaque à chaque endroit qu'elle doit être percée; les trous doivent correspondre entre les dents. La plaque une fois percée, il la replacera contre les dents, la moulera à leur face intérieure, et fera avec une lime une eoche à chaque extémité de la plaque, afin qu'elle reçoive le fil d'or ou de soie, et qu'il reste stable. Les extrémités de la plaque doivent être courbées, afin qu'elles puissent se loger entre les dents. Ensuite l'artiste passera le fil dans les trous de la plaque, présentera cette dernière à la place qu'elle doit occuper, passera ses liens entre chaque dents qui doivent être fixées. Si les fils sont en soie, il les nouera; et s'ils sont en or, il les tordra, et observera qu'il faut un lien pour chaque dent appuyée contre la plaque. Lorsque les dents sont fixées de cette manière, elles sont très-solides. Si les fils de soie se rompent, le Dentiste ôtera la plaque, la nétoiera, et la replacera comme j'ai indiqué ci-dessus. Si les fils d'or se relâchent, il les tordra.

J'observe aux personnes de l'art qu'il faut que l'or qu'ils emploient soit très pur, afin que les personnes qui le portent n'aient pas à se plaindre de sa dissolution, et que les fils d'or soient bien recuits, afin qu'ils soient plus doux et plus faciles à employer, quand aux fils de soie, il faut qu'ils soient en soie crue cordonnée ; le Dentiste aura soin de les cirer, afin que la salive ne les pénètre pas aussi-tôt et qu'ils durent davantage.

Fin de la première Partie.

ABRÉGÉ

ABRÉGÉ
DE L'ART
DU CHIRURGIEN-DENTISTE.

SECONDE PARTIE.

Des Dépôts des Sinus maxillaires.

LES sinus maxillaires sont tapissés par un prolongement de la membrane pituitaire. Celle-ci est sujette à l'inflammation, d'où s'en suit des abcès. Les dépôts des sinus peuvent être occasionnés par des causes externes, telles que les contusions, la suite des fluxions, le séjour des dents et de leurs racines cariées qui altèrent leurs alvéoles, les abcès aux gencives, et les tubercules qui se forment à la racine des dents. Il y a des causes internes qui contribuent plus puissamment aux dépôts des sinus : l'âcreté d'humeur, les différens virus acquis ou héréditaires, les inflammations spontanées et critiques, sont autant de causes qui peuvent y donner lieu.

D

Dans tous les cas, cette maladie mérite le plus grand soin de la part du chirurgien-dentiste qui la traite. La négligence ou un mauvais traitement, peuvent produire des suites funestes, c'est-à-dire, des accidens graves, et quelquefois la perte d'une portion de l'os maxillaire, qui laisse après lui une difformité dans la figure. Les symptômes qui désignent cette maladie, sont : les maux de tête, les douleurs lancinantes aux sinus maxillaires, la rougeur et l'inflammation aux joues, au nez et quelquefois à la voûte palatine, l'humeur âcre et purulente qui se dégorge par les conduits nazeaux, sont autant de signes certains de l'existence des dépôts.

Lorsqu'il est reconnu qu'il existe un dépôt dans le sinus, il est de toute nécessité d'en évacuer la matière. Il y a des cas où l'application des émolliens sur la joue malade, les bains de vapeur dans lesquels on aura fait infuser des plantes émollientes, ainsi que l'usage des gargarismes émolliens, les décoctions les plus relâchantes donnent lieu au dégorgement, soit par le canal nasal et

autres voies, et ont guéri ces maladies en
très-peu de temps. D'autres fois, ces dépôts
ont été guéris à la suite de l'extraction
des dents ou racines cariées. Si après cette
extraction, la matière contenue dans le sinus
ne s'évacue pas par les cavités alvéolaires,
il faut lui donner issue en perforant dans
la cavité qui répond au sinus. Lorsque
l'instrument aura pénétré le foyer, la
matière purulente s'évacuera, et le malade
sera soulagé. Ce dernier fera usage des
injections émollientes qu'il réitérera plusieurs fois par jour, jusqu'à ce que l'engorgement des joues ou de l'intérieur du palais
soit totalement dissipé. Ensuite on ajoutera
les détergifs, et sur la fin du traitement, le
chirurgien-dentiste ordonnera de légers
désicatifs. On peut pousser les injections
par la simple ouverture qui résulte de
l'extraction de la dent ou racine, ou par
la cavité de la perforation. Mais quelquefois,
les injections ne peuvent pas atteindre au
haut du foyer. Il arrive aussi que les parties
charnues qui se trouvent à l'ouverture, se
resserrent et la bouchent au point que dans

les vingt-quatre heures, il est impossible de pouvoir y introduire le bout de la seringue à injections. Cela prouve la nécessité d'y placer une canule, qui doit pénétrer dans le sinus. Cette canule doit être en or, en argent ou en gomme élastique; elle doit être maintenue par un fil d'or ou de soie cirée, que l'on doit fixer aux dents voisines. Quelquefois il manque plusieurs dents de suite, ce vide empêche de fixer la canule par le moyen d'un fil : on y suppléera, en adaptant à la canule une lame d'or ou d'argent, qu'on laissera de la longueur convenable pour être fixée aux dents les plus près. On pratiquera deux trous à ladite plaque, pour la fixer à la canule avec le fil dont on aura fait choix. La canule étant ainsi introduite dans l'ouverture et maintenue par la plaque, doit y rester plusieurs jours, pour faciliter l'issue de la matière et pousser les injections dans le sinus. On doit la sortir tous les huit jours, tant pour la nettoyer que pour la racourcir à mesure que la maladie guérit; car dans son dernier période, la canule doit être enfoncée le moins possible, pour que les injections puissent laver et nettoyer toute la cavité. Le chirurgien-dentiste qui traitera ainsi cette maladie, est sûr d'obtenir la guérison de ces dépôts : quelquefois un traitement de quinze jours suffit pour obtenir une cure radicale ; mais j'en ai vu où il a fallu employer des mois et des années entières. Ces cas n'arrivent que lorsqu'il y a un virus à combattre ou à détruire.

Le dentiste doit recommander aux malades de ne pas s'exposer au grand air, sur-tout dans un temps froid et humide. Du reste, le dentiste doit conseiller aux malades d'avoir recours à la médecine, dans le cas où cette maladie se trouve compliquée par quelque virus.

De la Carie aux Os des mâchoires.

LES os de l'une et de l'autre mâchoire peuvent être attaqués de caries. Quelles qu'en soient les causes, il faut débrider les parties charnues, enlever tout ce qui couvre les parties cariées, ratisser le périoste, afin qu'ayant mis toutes ses parties cariées à découvert, on puisse y porter remède. Il est rare que ces sortes de maladies existent sans qu'il n'y ait un ulcère aux parties molles, qui, pour l'ordinaire, rendent une matière ichoreuse ce qui est un signe certain qu'il existe une carie aux os. Les moyens les plus sûrs qui sont adoptés par les anciens et les modernes, sont les cautères actuels. Cependant il y a quelques exceptions à faire dans certaines circonstances, sur-tout lorsque la carie attaque la substance spongieuse, et diploïque des os. Dans ces cas, la pratique m'a démontré que l'emploi de l'eau mercurielle métisée à un dégré convenable, réussissait mieux que l'application du cautère actuel ; car les effets de ce dernier sont caustiques, et irritent tellement les substances, soit spongieuses ou diploïques, qu'il en découle une grande quantité d'humeurs qui s'opposent à l'exfoliation. Il s'ensuit qu'il est difficile d'obtenir des cures radicales.

Tandis que l'emploi de l'eau mercurielle métisée, n'occasionne pas d'irritations, et ses effets décicatifs procurent l'exfoliation des parties affectées de caries. L'emploi du cautère actuel est bien indiqué pour la carie des os à la substance compacte. Lorsqu'on aura mis à découvert toute la partie cariée, comme je l'ai dit ci-dessus, on portera plusieurs fois le cautère actuel sur la partie affectée ; on réitérera en mettant plusieurs jours d'intervalle, on pansera la plaie avec les tentes, les bourdonnets et les plumaceaux en charpie, qu'on aura soin d'imbiber de quelques liqueurs exfoliatives, telles que la teinture de myrrhe, d'aloès le baume de Fioravanti, la teinture de girofle, de canelle; les huiles de girofle, de canelle, de manthe, et autres, etc....

Il arrive souvent que ces maladies sont compliquées de quelques virus. Dans ce cas, les malades doivent avoir recours aux lumières et aux soins de la médecine.

De la Nécrose

Le mot Nécrose, signifie la carie complète de l'os de la mâchoire; on la divise en simple et en compléte : elle est simple, lorsqu'elle n'attaque qu'une partie de l'os ; et elle est compléte , lorsqu'elle attaque tout le corps de l'os. Dans ces deux cas , l'os est privé de vie. Cette maladie est produite par l'effet d'un virus et même plusieurs confondus ensemble. Il faut que ces virus soient combattus par les soins de la médecine. Le plus souvent, les exfoliations se font d'elles-mêmes , et la nature fait le reste , sans les secours de l'art.

De l'Exostose.

L'exostose est une tumeur contre nature, qui s'élève sur la surface de l'os et qui est adhérente. Elle est simple lorsqu'elle n'attaque que la partie superficielle de l'os , et qu'elle est occasionnée par quelques contusions ; elle est complète et compliquée , lorsqu'elle attaque toute la substance de l'os et qu'elle est produite par quelques virus. Les os de la mâchoire , peuvent être gonflés , par le mauvais état des dents ; il ne faut pas confondre ces deux maladies, puisque l'on peut guérir cette dernière par l'extraction des dents cariées ; tandis que dans la première , elle exige des traitemens différens. L'exostose peut occasionner la carie à l'os. Lorsque cette maladie est produite par quelques contusions, et qu'elle n'est compliquée par aucun virus, son traitement consiste à y appliquer les topiques convenables, les douches et les fumigations. Pour l'ordinaire, ces simples moyens suffisent pour dissoudre les exostoses de cette nature ; sur-tout lorsqu'elles sont récentes, et chez des jeunes sujets. Si après avoir employé les topiques convenables, la carie attaquait l'exostose , il serait facile à la reconnaître par le gonflement des parties charnues, par l'ulcère qui s'ensuit, et par la présence de la matière ichoreuse qui en découle. L'exostose sans carie, n'intéresse pas la peau, parce que cette dernière se distand à mesure que l'exostose prend de volume. Les exostoses produites par le virus vénérien ou par le scorbutique, sont les plus sujettes à donner des douleurs ; les autres en produisent rarement. Cependant les unes

D 5

et les autres peuvent en donner, sur-tout quand elles sont abreuvées de quelques humeurs âcres, qui agacent et irritent les nerfs.

Les moyens que l'art propose contre les exostoses, varient par rapport à leurs volumes, à leurs situations, à leurs causes, aux parties qu'elles occupent, et à l'âge du sujet qui en est attaqué.

Les trépans, les perforatifs, les ciseaux de divers genres, les maillets, les rugines, les cautères actuels, les corrosifs et autres sont autant de moyens en général à qui l'art a recours.

Du Spinaventosa.

CETTE maladie peut être regardée comme un véritable abcès à l'intérieure de l'os. Les violentes douleurs qu'elle donne au malade, démontrent combien l'humeur qui la produit est corrosive. Il arrive quelquefois qu'en faisant l'opération du spinaventosa, il en découle aussi-tôt une quantité de matière corrosive; l'os en étant débarrassé, il s'y trouve un si grand vide, qu'il ne lui reste plus dans toute sa circonférence, que l'épaisseur de la coquille d'un œuf. Le plus souvent, cette maladie reconnait pour cause les virus siphilitiques ou scrophuleux, mais rarement le scorbutique. Le spinaventosa doit être traité à-peu-près comme les autres abcès. Le moyen le plus usité pour l'ouvrir est le cautère actuel. Il n'est pas rare, malgré tous les moyens que l'on emploie, pour le traitement de cette maladie, de voir les os se carnifier, se ramollir comme les autres parties charnues. En général, l'art n'obtient pas toujours une cure radicale du spinaventosa; cette maladie a besoin des secours de la médecine, indépendamment de ceux de l'opérateur.

Des Dents artificielles.

LORSQU'IL s'agit de mettre des dents artificielles, le Dentiste doit examiner avec attention si cette opération est praticable. Il y a des cas où il est impossible de placer des dents d'une manière solide, sur-tout à la mâchoire supérieure. Par exemple, s'il manquait les dents molaires de chaque côté, soit à la mâchoire supérieure ou à l'inférieure. S'il manquait des incisives supérieures, quand les mâchoires se joignent, les incisives inférieures porteraient sur les gencives supérieures où il manque des dents. Si les incisives ne portent pas perpendiculairement contre les gencives où il manque des dents, elles chevaucheraient en dessous des dents artificielles ; alors il faudrait que ces dernières soient très-minces, afin qu'elles ne soient pas exposées à être heurtées par les incisives de la mâchoire inférieure. Les dents artificielles qui sont bien minces, ne peuvent faire qu'un mauvais usage ; ainsi dans ce cas, le Dentiste ne doit pas en placer sans avertir les personnes qui lui donnent leur confiance.

Il y a un autre cas où une dent artificielle est susceptible d'être heurtée par la dent correspondante de la mâchoire opposée, c'est lorsque cette dernière dent se trouve trop longue, ou qu'elle soit hors de son rang. Dans le premier cas, le Dentiste doit la raccourcir ; dans le second, il faut user du même moyen sans en emporter une grande partie, parce qu'il vaut mieux que les personnes ne s'exposent pas à perdre une bonne dent pour une factice.

L'art de placer des dents artificielles est connu depuis plus d'un siècle. Les anciens Dentistes exerçaient ce mécanisme avec si peu de méthode, que ces dents étaient faciles à distinguer des naturelles ; elles étaient grossièrement fabriquées et placées avec peu de solidité ; les matières qu'on employait n'étaient pas propres à cet usage, et elles étaient si mal préparées, qu'elles donnaient de l'odeur à la bouche. Maintenant on n'a pas à craindre un tel inconvénient ; depuis plus de trente ans, l'art du Dentiste a fait de grands progrès, et il est porté à un degré de perfection, qui laisse peu à désirer.

Les anciens employaient pour la confection des dents factices et autres pièces, des os de bœuf ; de l'ivoire, et des dents d'hippopotames ou chevaux marins. Les matières d'os et d'ivoire étaient gâtées en peu de temps, après avoir séjournées dans la bouche ; elles devenaient d'une couleur jaune, et ensuite noire, ce qui était bien ridicule. La matière de cheval marin n'a pas ce désagrément ; lorsque l'artiste a le soin de conserver l'émail qui doit se trouver à la face extérieure de la dent factice, ainsi que de toutes autres pièces. Quoique pour ce dernier objet on emploie souvent cette matière, elle n'imite pas exatement les dents naturelles, à cause de sa grande blancheur, et de la couleur bleuâtre qu'elle prend peu de temps après avoir séjournée dans la bouche. Les meilleures matières pour faire les dents factices sont celles de veaux marins, ou des dents naturelles. Lorsque ces dents ont macéré dans l'eau durant l'espace d'un an, et que pendant ce temps elles ont été changées d'eau tous les huit jours ; elles ne donnent pas de l'odeur à la bouche, et elles imitent parfaitement les dents humaines. Les Dentistes qui disent que leurs dents sont en veaux de pays, en imposent ; parce que ces dernières ne peuvent pas remplir cet objet, vu que leur émail est très-mince, et aussi tendre que la substance osseuse. Elles sont si creusés, que le peu de matière qui les revêt est si mince, qu'il est impossible qu'elles puissent supporter les fils ou les pivots qu'il faudrait y adapter, en la construisant en dents factices ou artificielles; à moins de remplir cette cavité avec du ciment, qui donnerait une mauvaise odeur à la bouche, et ferait un transparant d'une couleur différente aux autres dents naturelles.

Si l'on doute de ce que je viens de dire, on peut se procurer des dents de veaux, que l'on cassera, et l'on se convaincra de la vérité de mon assertion.

Il est aussi impossible d'employer des dents de bœufs, puisqu'elles sont aussi creusées dans le milieu de leur corps; et qu'elles sont si grosses, qu'en les diminuant au point nécessaire, le bassinet ou creux de la dent se trouverait à découvert. Il n'y a que les dents de vieux bœufs qui pourraient être de quelque utilité, parce qu'elles sont plaines; c'est-à-dire, que le canal et le bassinet sont ossifiés. Mais ordinairement, des pareilles dents sont usées, et leur émail n'a pas la couleur des dents humaines.

Il y a une autre matière qui est la dent de vaches marines. Celle-ci a la même couleur que la dent d'hippopotame ; mais l'émail en est plus tendre : ce qui est cause que les dents qui en sont construites ne durent pas long-tmps.

Il y a des personnes à qui les dents factices durent plus de sept à huit ans ; tandis qu'à d'autres, elles ne durent que tout au plus deux, quoique le Dentiste ait employé la même matière pour les unes et les autres personnes. Cette durée dépend de la salive plus ou moins âcre. Les dents factices étant des corps morts, elles ne prennent aucune nourriture, et sont humectées par la salive du sujet qui les portent ; et par conséquent, corodées en peu de temps par ceux qui ont la salive âcre.

Il y a divers moyens pour faire et placer les dents factices. On peut les fabriquer avec des limes ou avec une meule. Ce dernier moyen est préférable, parce qu'il est plus expéditif, et que l'artiste ne risque pas en l'employant de fendre ou de casser sa matière. Il y est exposé avec les limes, parce que la matière est assujettie à un étau. On place des dents artificelles de divers manières ; à coulisses, à ailerons, à tenons ou pivots ; avec des fils d'or ou de soie, et à plaques.

Pour les placer à coulisse, il faut qu'elles soient pour la mâchoire inférieure, parce que celle-ci posant sur son axe, les dents placées avec justesse seront bien solides.

Lorsqu'il n'est pas possible de poser des dents solidement sans les nouer avec des fils, le Dentiste les percera avec un foret, et ainsi il y pratiquera deux trous de la grandeur convenable pour y passer les fils d'or ou de soie ; mettra la dent en place et la fixera aux dents voisines, en y entrelassant les fils. Si l'artiste emploie des fils d'or, il les tordra ; s'ils sont en soie, il les nouera.

On entend par dents à ailerons, celles qui, après avoir été fabriquées, l'artiste leur a pratiqué avec un foret un trou transversal à la distance d'environ une ligne, de la partie qui doit appuyer sur la gencive ; qu'il aura fait avec un burin, une rainure de chaque côté de la dent, qui prendra depuis le trou, jusqu'à la partie postérieure de ladite dent ; que l'artiste aura passé un gros fil d'or avec justesse dans ledit trou, Que le fil excédera de quelques lignes de chaque côté, qu'il pliera l'excédant, afin de le loger dans les rainures ; qu'il recourbera les deux bouts dudit fil d'or, afin de leur donner la forme d'un demi cercle, de chaque côté de la dent factice ; de manière qu'ils puissent embrasser le collet de la partie postérieure des deux dents lattérales. Ces deux demi cercles ressemblent à deux petites ailes étendues ; c'est ce qui m'a mis dans le cas de les nommer dents à ailerons. Ces deux demi cercles qui embrassent le collet des dents latérales, contribue beaucoup à fixer solidement ces sortes de dents. L'artiste n'a besoin pour les poser, que d'y pratiquer un petit trou à l'un des côtés, et y passer un fil d'or, qu'il entrelacera à une ou plusieurs dents et le tordra, afin de fixer la dent à ailerons.

Les dents à plaque sont de mon invention, et voici ma méthode.

Lorsqu'il manque une incisive, une canine ou une petite molaire à la mâchoire inférieure, je fais une dent pour remplacer celle qui manque , je coupe une lame en or de la longueur convenable , pour qu'elle puisse embrasser une ou plusieurs dents , de chaque côté de la factice que je dois poser. je fais deux petits trous à la plaque que j'adapte à la partie postérieure et inférieure de la dent factice. Je marque à ladite dent les endroits où je dois pratiquer les deux trous , qui doivent correspondre à ceux de la plaque. Je fixe cette dernière à la dent factice, avec deux goupilles en or que je rive de chaque côté. Je place la dent. Je moule la plaque aux autres dents de chaque côté de la factice. Je marque à l'intervale des dents , les endroits où je dois percer la plaque. J'y fais autant de trous qu'il est nécessaire pour la placer. Je fais aussi une coche à chaque extrémité de la plaque , j'en plie les deux bouts , pour les loger entre les dents qui doivent les recevoir. Je passe un fil en or ou en soie à chacun des trous. Je mets en place , la dent et la plaque , je fais passer les fils entre les dents qui reçoivent ladite plaque, que je fixe en nouant les fils selon les règles de l'art.

Les dents ainsi placées sont très-solides et assujetissent les dents voisines. S'il manque plusieurs dents de suite, on peut également les remplacer par le moyen d'une pareille plaque en or ou en argent.

Les dents à pivots ou tenons, sont celles qu'on pose sur la racine des dents qui manquent. Toutes les racines ne sont pas propres à recevoir des pivots, il n'y a que celles qui sont seules pour une dent et un peu arrondies. Parce qu'elles ont un canal plus grand, et que leur direction est plus droite.

On ne place les dents à tenons ou pivots que pour remplacer les incisives, les canines et quelquefois les petites molaires de la mâchoire supérieure, les canines et petites molaires de la mâchoire inférieure.

Quant il s'agit de placer des dents à pivots, l'artiste doit les fabriquer et leur donner la forme convenable ; les percer dans leur milieu, du côté qui doit toucher les gencives. Ledit trou doit être perpendiculaire et qu'il ait deux ou trois lignes de profondeur et d'une grandeur convenable pour recevoir le le pivot. L'artiste fera entrer ce dernier dans ledit trou, le fixera solidement par le moyen d'un trou qu'il fera transversalement en perçant la dent et le pivot. Il y introduira une goupille en or qu'il rivera de chaque côté de la dent. Le Dentiste diminuera le tenon au point convenable, pour l'introduire librement dans la racine qui doit le recevoir. Il y pratiquera autour quelques petites coches, afin que la soie dont il doit être garni ne s'échappe pas.

Le Dentiste enlèvera avec une lime de la forme d'une feuille de saule, l'excédent de la racine jusqu'au niveau de la gencive. Ensuite il nétoiera le canal de la dent, et y introduira la factice ; l'enfoncera avec le pouce et l'index en la tournant en divers sens, pour la faire entrer jusqu'à ce qu'elle touche exactement la racine.

Il y a des racines qui sont cariées au point qu'elles ne peuvent supporter les pivots qu'imparfaitement. Il y en a d'autres qui sont très-saines, mais vacillantes. Dans ces cas, le Dentiste doit pratiquer un petit trou à la dent factice pour y passer un fil d'or, et l'entrelacer aux dents voisines.

Par ce moyen, les dents à pivots sont très-solides.

Des Pièces artificielles, composées de plusieurs Dents.

On fait des pièces artificielles, composées de plusieurs dents. On peut les fabriquer de diverses matières, telles que celles de dents de chevaux marins, de vaches marines, de veaux marins et de dents naturelles.

Lorsqu'un Dentiste veut fabriquer une pièce de plusieurs dents, il doit avoir la matière convenable. Il prendra la mesure de la pièce avec de la cire, qu'il appliquera à l'endroit où il doit la placer ; il comptera le nombre des dents qui manquent, et en formera autant à sa pièce factice, en ayant soin de conserver l'émail à sa face extérieure. Si dans le nombre des dents qui manquent, il se trouve une racine propre à recevoir un pivot ; le Dentiste le mettra à la dent de la pièce qui correspond à cette racine Il le construira de la même manière dont je l'ai indiqué ci-dessus, dans l'article des dents à pivots. Lorsque l'artiste aura donné à sa pièce la forme qu'elle doit avoir, il y ajoutera de chaque côté un petit cercle en or, auquel il donnera la forme des crochets de dents à ailerons, et les pratiquera de la même manière qu'à cesdites dents dont j'ai parlé ci-dessus. Ensuite il fera un trou de chaque côté de la pièce, pour la fixer avec un fil d'or ou de soie; puis il garnira le pivot avec de la soie plate ou du fil de chanvre blanc et bien fin. Il passera le fil d'or dans les trous, et mettra la pièce en place, en introduisant le pivot dans la racine qui doit le recevoir; enfoncera ce dernier jusqu'à ce que le talon de la dent touche la gencive; alors la pièce sera placée. Le Dentiste l'assujettira en entrelaçant le fil entre une ou plusieurs dents naturelles, de chaque côté, tordra ou nouera le fil, et la pièce sera posée.

S'il n'y a pas de racines propres à recevoir un pivot, le Dentiste fera la pièce sans en mettre, et la placera solidement sans tenons.

Lorsqu'un Dentiste voudra faire une pièce de plusieurs dents, qu'elle soit solide et bien faite, il emploiera des dents naturelles ou celles de veaux marins.

Ces pièces ne peuvent être faites que par des Dentistes habiles, qui ont une pratique consommée.

L'artiste prend le nombre convenable de dents qu'il lui faut, en coupe les racines avec une petite scie fine ; ensuite il diminuera le dessous des dents, afin que leur épaisseur ne gène pas les dents correspondantes de la mâchoire opposée ; il fera deux trous transversals de la distance d'une ligne et demie de l'un à l'autre. Lorsque la première dent sera percée, il l'assemblera avec celle qui doit la suivre. Il aura le soin que la surface de la dent soit au même niveau de l'autre, ainsi de suite, et marquera la place où il doit percer l'autre, afin que les trous s'accordent parfaitement ; car la moindre différence qu'il y aurait de l'une à l'autre dans leur distance, produirait une grande difformité dans la pièce. Lorsqu'elles seront ainsi percées le Dentiste les enfilera avec deux gros fil d'or. Afin de s'assurer si les dents sont

bien

bien ajustées , il présentera la pièce à
l'endroit qu'elle doit occuper ; si elle est
trop large , il la défilera et la diminuera ,
en anticipant sur la largeur de chaque dent.
Lorsque ladite pièce aura la largeur convenable , il diminuera la longueur s'il est
nécessaire. Quand la pièce aura toutes ses
dimensions bien exactes , le Dentiste l'enfilera de nouveau. Les dents qui seront de
chaque côté , doivent avoir une rainure ,
depuis le trou qui est le plus près de la
gencive et de la dent naturelle , jusqu'à la
partie postérieure de la dent factice. Il
pliera les deux bouts du fil , les nouera
dans les rainures , en les laissant excéder
de quelques lignes à chaque bout. Les dents
qui ont une rainure doivent avoir une coche,
qui prendra depuis les autres trous jusqu'à
la partie postérieure. Ces coches sont pour
recevoir les bouts de la seconde traverse :
l'artiste aura le soin de les tirer avant de
les plier ; il coupera l'excédant après les
avoir pliés , l'un dans les coches , l'autre
dans les rainures ; il laissera à cette dernière traverse quelques lignes de longueur

E

de chaque côté ; afin de lui donner la forme de deux demi cercles à aîlerons, qui doivent embrasser les dents naturelles à leur partie postérieure. Il fera un petit trou à chacune des dents qui sont aux bouts de la pièce, dans lesquels il passera un fil d'or et en entrelacera plusieurs dents naturelles de chaque côté ; fixera les fils, les tordra, en coupera le surplus et pliera le reste entre les dents naturelles.

Ratelier entier pour la mâchoire inférieure.

Il n'est pas possible de faire un ratelier avec une seule pièce de dents d'hippopotame en y conservant son émail ; c'est beaucoup de pouvoir se procurer, dans cette matière, de quoi faire une pièce de quatre, six ou huit dents, qui aient l'émail à leur face externe. Si l'artiste veut faire un ratellier entier, d'un seul morceau, il faut que la dent d'hippopotame se trouve d'une grosseur extraordinaire ; il sera même obligé de tirer son ratelier sur la longueur de la dent; alors il ne pourra pas conserver la plus petite partie de son émail.

Une pièce ou ratelier de cette matière est très-blanc dans le commencement, mais il ne tarde pas à devenir jaune , brun ou noir , et ne fait jamais honneur à l'artiste qui l'a fait.

Il peut se servir de cette matière en y conservant l'émail ; alors il faut que le ratelier soit composé de trois pièces , dont une pour la partie intérieure et les deux autres pour les parties latérales ; la première , d'une figure un peu arrondie ; son émail doit être bien uni : on la trouve facilement sur une jolie dent choisie. Les deux morceaux qui sont aux parties latérales doivent aussi avoir leur émail : ces derniers se trouvent à toutes les dents qui ont une certaine grosseur. En faisant ainsi un ratelier de trois pièces , il sera facile au Dentiste de conserver l'émail à toute sa circonférence externe.

L'artiste prendra mesure du ratelier avec de la cire blanche , à laquelle il donnera

E 2

toutes les dimensions que son ratelier doit avoir ; il comparera à cette cire les trois morceaux qui doivent le composer ; il mesurera au compas toutes les proportions qu'il veut leur donner ; enlèvera l'épaisseur superflue qui se trouvera du côté de la substance osseuse , en se servant d'une rape de bonne trempe. Les pièces ainsi dégagées seront adaptées les unes contre les autres , et l'artiste leur donnera la forme du modèle en cire. Il fera une entaille à chaque côté antérieur de la pièce , une autre à chaque morceau latéral : il fera ces dernières entailles aux côtés qui joignent la première pièce , et qui correspondent exactement aux entailles de celle-ci , afin qu'il puisse y loger une lame en or , de trois lignes de largeur, et d'une épaisseur assez forte pour maintenir les morceaux ajoutés. Les lames en or seront assujeties par deux goupilles en or. Le Dentiste fera avec un foret, deux trous à chaque pièce qui forment les côtés du ratelier, percera la substance osseuse et les lames en or qui seront placées avec justesse , y ajoutera ses goupilles , fera deux autres trous de la pièce antérieure , en percera la partie osseuse , et les lames en or en même temps , comme il aura fait aux deux autres pièces ; ajoutera les goupilles , qu'il rivera ; ensuite il perfectionnera la forme et les dimensions de son ratelier.

En formant les dents , il commencera par marquer les quatre incisives , ensuite les canines , puis les petites molaires et les grosses molaires , en imitant les naturelles. Il faut que le Dentiste soit très-adroit et bien exercé dans la pratique.

On peut faire des rateliers pour la même mâchoire avec des dents naturelles , enfilées par deux traverses en or. Pour y parvenir, le Dentiste commencera par percer et enfiler les dents , tel que je l'ai décrit en parlant des pièces artificielles enfilées. Il ajoutera à chaque côté la portion de dent d'hippopotame de la longueur d'un pouce et plus s'il le faut. Il fera avec un foret long et bien dégagé , deux trous à chaque morceau qu'il doit ajouter. Les trous doivent être pratiqués dans toute la longueur des morceaux qui doivent recevoir les gros fils d'or qui tiennent les dents enfilées. L'artiste fera une rainure à l'extrémité de chaque portion de la partie postérieure. Elles doivent être formées jusques un peu au-dessous des morceaux qui doivent porter sur les gencives. Lorsque l'artiste aura enfilé les dents il tirera les bouts de la traverse , les pliera dans les rainures , afin qu'ils soient bien assujettis ; il en retranchera l'excédant et limera les inégalités qui pourraient blesser les gencives.

Ratelier entier pour la mâchoire supérieure.

LORSQUE la mâchoire supérieure est dépourvue de toutes ses dents , on peut y suppléer par un ratelier entier. C'est là que l'artiste doit employer la plus grande attention , dans toutes les dimensions qu'exige cette piéce méchanique.

Le Dentiste doit commencer par prendre la mesure avec de la cire qu'il aura ramolie, lui donnera le contour de la mâchoire , la moulera sur les gencives et lui donnera la forme que doit avoir leratelier. Il pourra faire ce dernier avec la dent d'hippopotame en le composant de trois morceaux , dont il conservera l'émail dans toute sa circonférence , les assemblera et les fera tenir avec des lames en or , comme je l'ai recommandé pour le ratelier de la mâchoire inférieure. Cependant je préfère les dents enfilées , parce que lorsque le ratelier est fini , on peut le rétrécir ou l'élargir à volonté. D'ailleurs des rateliers de cette manière , incitent mieux les dents naturelles , et ils sont plus solides que les autres.

Lorsque le Dentiste , aura son ratelier , il le présentera à la place qu'il doit occuper. Il en corrigera les défauts, et lui donnera toutes les dimensions et proportions nécessaires. Il fabriquera deux plaques en or qui doivent emboiter les deux dernières dents molaires de la mâchoire inférieure , dont une de chaque côté. Il pliera les plaques et les moulera sur les dents en forme de calote. Il les soudera à chaque côté de leur intérieur et extérieur , avec une charnière en or. La charnière qui se trouve à l'intérieur de la bouche , doit recevoir un gros fil d'or, formant uu demi cercle. Après qu'ils auront été reçus par les deux charnières internes, il pliera ses demi cercles , qui doivent loger la langue , porter avec justesse sur toutes les parties internes des dents de la mâchoire inférieure. Afin que dans tous les mouvemens d'élévation et d'abaissement de cette mâchoire , la pièce ne se dérange pas. Cette pièce doit être surmontée de chaque côté par un gros fil d'or , qui doit être érroui ou durci. Afin qu'il fasse le ressort. Il doit être fixé solidement au ratelier. L'artiste le pliera en rond, lui fera faire un tour et demi, afin qu'il fasse le ressort en haspiral; retranchera le surplus de sa longueur, le diminuera avec la lime pour le faire entrer avec justesse dans la charnière externe , en pliera les bouts pour l'assujettir.

L'artiste essayera de nouveau si la pièce remplit son indication. Ensuite il fera une lame en or, qu'il appliquera sur toute la circonférence du ratelier, du côté qui doit appuyer sur les gencives. Cette lame ne doit pas excéder le niveau des dents factices, et doit être fixée avec des goupilles en or, placées de distance en distance.

Les anciens et quelques modernes Dentites plaçaient des ressorts plats pour faire jouer les mouvemens d'élévation et d'abaissement. Ils étaient en baleine, et ne servaient presque à rien. D'autres employaient des ressorts de montre qu'ils garnissaient avec du fil de chanvre ou de soie. Ces ressorts dis-je, se rouillaient en peu de temps par l'humidité et le sel de la salive, et la rouille les rendaient fragiles. On en fait aussi en lame en or, ces dernièrs sont préférables aux autres ; mais ils sont susceptibles de se casser, et il faut les changer souvent.

Les ressorts en spirale dont je me sers, ne cassent jamais ou rarement, et ne font aucune saillie aux joues ; sur-tout lorsque la pièce factice est faite par des mains habiles.

Il y a des personnes à qui j'ai fait depuis long-temps de pareils rateliers ; elles les

E 5

portent toujours sans qu'ils aient eu besoin d'y changer la moindre chose.

Il y a des Dentistes qui ont employé la matière d'argent en place de celle d'or. Ce procédé est très-économique. Mais l'argent noircit peu de temps après qu'il est dans la bouche, et donne cette couleur à la pièce factice. Couleur qui, non-seulement est ridicule, mais encore elle décèle le secret de l'artificiel, à qui beaucoup de personnes attachent un grand prix.

Je dois observer à l'artiste que quelquefois les dernières molaires de la mâchoire inférieure manquent; ainsi que plusieurs autres. Dans ce cas, il faut y suppléer en ajoutant à la calotte un morceau de dent d'hippopotame, qu'il fixera avec de goupilles en or. Ces morceaux ajoutés dans la cavité de la calotte, doivent remplir le vide résultant des dents qui manquent. Néanmoins, la calotte doit avoir la cavité plus allongée, afin qu'elle puisse emboîter une dent naturelle, outre les morceaux que l'artiste y aura ajoutés. S'il manque plusieurs dents d'un côté ou de l'autre, il faudra y suppléer en y ajoutant le nombre nécessaire, et sur l'une desquelles il fixera la calotte avec des goupilles en or.

Ces pièces sont faciles à placer et ôter de la bouche, par les personnes qui en font usage.

Rateliers pour les deux mâchoires.

Lorsque les deux mâchoires sont privées de dents , il est facile d'y suppléer par le secours d'un habile dentiste , qui fera deux rateliers qui auront les mouvemens d'élévation et d'abaissement naturels.

L'artiste prendra la mesure des deux mâchoires avec de la cire , comme pour les autres pièces précédentes. Il choisira les dents qui lui sont nécessaires ; il en percera six ou huit pour la partie antérieure de chaque ratelier. Il emploiera les dents de la même classe de celles qui manquent ; afin de bien imiter la nature : il les enfilera avec deux gros fil d'or ; puis il ajoutera à chaque côté du ratelier un morceau

E 6

de dent d'hippopotame avec son émail à la face extérieure ; il les percera en deux endroits qui correspondent aux traverses qui tiennent les autres dents enfilées ; il les ajustera de manière que l'émail se trouve du même niveau des dents enfilées : il diminuera le trop d'épaisseur qu'il y aura du côté de la partie osseuse : et s'il est nécessaire il les raccourcira et donnera à ses pièces ajustées la forme des dents molaires ; il fera deux rainures à chacune de leur extrémité postétérieure, pour recevoir et noyer les deux bouts des traverses qui supportent toute la pièce. Il enfilera les mêmes morceaux avec l'excédant, qui tient les autres dents enfilées ; tirera et pliera les traverses, en se servant d'une pince en acier. Comme les rateliers de ce genre sont presque élastiques, il sera facile de les écarter et les rétrécir à volonté.

Il faut que la base de chaque ratelier porte exactement sur les gencives, et que les dents du ratelier supérieur chevauchent sur la partie antérieure des dents de l'inférieure.

L'artiste fera un trou à chaque morceau d'hippopotame , à un pouce de distance des extrémités postérieures des rateliers, entre les traverses en or qui tiennent les dents et les pièces enfilées. L'artiste adaptera à chacune d'elles un piton en or qu'il entrera à vis , afin qu'ils soient plus solides. Chaque clou ou piton doit être saillant d'une ou deux lignes aux parties externes des deux rateliers : l'artiste les percera à leur partie saillante et près du ratelier ; il placera à chaque côté des rateliers un gros fil d'or , fera faire à ce dernier un tour et demi pour lui donner l'élasticité d'un ressort en spirale , en observant que les fils soient de la même longueur , afin que les ressorts aient la même forme et une égale force. Il renfilera les autres bouts du fil dans les trous des pitons de l'autre ratelier ; il limera les bouts du fil qui forme le ressort , afin qu'ils n'entrent pas trop dans les trous du piton : après qu'il les aura assujetis il en pliera deux lignes contre les pitons, afin qu'ils ne puis- sent pas en sortir ; alors les ressorts étant bien posés et d'égale force , il tiendront les rateliers ouverts d'environ un pouce et demi , afin qu'étant dans la bouche , ils s'ouvrent et se ferment avec les mouvemens de la mâchoire inférieure. Lorsqu'un pareil ouvrage est bien fait , il imite parfaitement les dents naturelles.

Ces pièces servent à la mastication , à la prononciation et à l'embellissement de la figure. Les personnes qui les portent peuvent elles-mêmes les mettre et les sortir sans le secours de l'art.

Autres Rateliers , tant pour une mâchoire que pour deux.

Je viens d'inventer un nouveau genre de rateliers, tant pour une mâchoire que pour deux. Je conseille de lui donner la préférence sur les autres , par rapport à sa solidité et à sa durée.

Ratelier pour une seule mâchoire.

L'artiste prend un morceau de dent d'hippopotame , lui donne la forme de la base de la mâchoire , lui laisse trois ou quatre lignes d'épaisseur. Quand la pièce s'adapte avec justesse aux gencives et qu'elle a la forme convenable , l'artiste la perce en autant de trous qu'il veut y placer de dents, en ayant le soin d'y faire autant d'échancrures mi-rondes ; lesquelles recevront la base de chaque dent. Par ce moyen, les intervalles qui resteront entre les dents, formeront des petites éminences qui représenteront les gencives. Les trous feront les fonctions des cavités alvéolaires. L'artiste posera avec justesse une dent dans chaque trou ou cavité, percera la pièce de dedans en dehors , y ajustera une goupille en or pour maintenir et fixer les dents. Ainsi, il doit pratiquer autant de trous qu'il y aura de dents ; mais ils ne doivent pas traverser la pièce, afin que les goupilles qui doivent être à vis, ne percent pas de part en part.

On peut garnir cette mâchoire avec des dents naturelles ou des dents de veaux marins, d'hippopotame , en donnant à ces dernières la forme qu'elles doivent avoir, sans altérer l'émail de leur face extérieure.

Avant de fixer les dents par une goupille à cette pièce de cheval marin, qui forme la base du ratelier ; il faut teindre cette dernière de la couleur des gencives. La couleur doit avoir un mordant pour la rendre solide.

Alors ce ratelier peut servir sans autre mécanisme pour la mâchoire inférieure.

Si le Dentiste veut le faire pour la mâchoire supérieure, il emploiera les mêmes moyens que j'ai indiqués ci-dessus, en observant que les dents incisives de la mâchoire supérieure, sont plus larges que celles de la mâchoire inférieure ; et en adaptant à ce ratelier un ressort en gros fil d'or, à qui le Dentiste fera faire un tour et demi, en forme de spirale, et y ajoutera de chaque côté une calotte en or, qui emboîtera la dernière molaire de la mâchoire inférieure, comme je l'ai indiqué ci-dessus pour les rateliers de la mâchoire supérieure.

Double Ratelier pour les deux Mâchoires.

Si l'artiste veut faire un double ratelier dans ce genre commode et solide que je viens d'inventer, il fera les deux bases de ces rateliers avec des dents d'hippopotame. Lorsqu'elles s'adapteront avec justesse sur les gencives de la personne pour qui elles sont, il les teindra de la couleur des gencives, les percera en autant de trous qu'il veut y placer des dents; fixera ces dernières avec des goupilles en or. Pour réussir à ce travail, l'artiste y procèdera de la manière dont je l'ai indiqué plus haut, dans l'article des rateliers pour une seule mâchoire.

Le Dentiste fera à l'extrémité postérieure de chaque côté des deux rateliers, une incision avec une petite scie de l'épaisseur du sixième d'une ligne ; y placera des ressorts en or de figure plate, de l'épaisseur du sixième d'une ligne, et de la largeur de trois lignes. L'or doit être au titre de vingt karas, et écroué ou durci au laminoir. Les ressorts doivent être en forme de spirale, de manière qu'étant fixés aux deux rateliers, chacun ne doit faire qu'un tour et demi. Par ce moyen, ils ne sont pas sujets à se casser.

Lorsque ces ressorts seront entrés avec justesse dans les incisions faites avec la scie, aux parties postérieures des rateliers, le Dentiste les fixera avec deux goupilles en or. Pour y parvenir, il percera la substance osseuse de l'extrémité postérieure de chaque ratelier, et les ressorts placés dans lesdites incisions; mettra deux goupilles à chacun des bouts de ressorts. De manière, que pour les fixer, il faudra huit goupilles, qui doivent être rivées à chaque extrémité.

Un double ratelier fait de la manière que je viens d'indiquer, joue parfaitement les mouvemens d'élévation et d'abaissement. Il ne fatigue pas la personne qui le porte, et imite exactement les dents et les gencives naturelles.

Je viens de faire et de placer un double ratelier de la manière que je viens de le décrire; j'ai été si satisfait de mon ouvrage, que j'en ai fait un second exemplaire pour le garder dans mon cabinet. Je le montrerai avec plaisir aux personnes de l'art, ou aux amateurs qui voudront bien se donner la peine de venir le voir chez moi.

Nota. C'est à Lyon, le 18 Novembre 1808, que je décris cet objet.

Des Obturateurs ou Palais artificiels.

Il y a des personnes qui viennent au monde avec des vices de conformation ; différens les uns des autres. Il y en a, qui ont une ouverture à la voûte du palais. Cette ouverture est plus ou moinss grande et le plus souvent d'une figure ovale.

D'autres sujets éprouvent des exfoliations causées par des maladies, dont le virus à attaqué la substance osseuse de ces parties. Ce qui occasionne des trous d'une grandeur considérable. Tous ceux qui ont le malheur de se trouver dans un pareil cas, sont très-incommodés, soit par les alimens qui s'introduisent dans ces ouvertures, pendant la mastication ; les boissons passent aussi en partie par le nez ; mais le plus grand désagrément que les malades éprouvent est dans la prononciation qui est très-gênée et quelquefois impossible , au point que les malades ne peuvent que croasser.

Les mêmes ouvertures peuvent avoir des causes accidentelles, telles que les balles de plomb , qui peuvent atteindre cette partie, les éclats des canons chargés à mitraille , et les coups d'armes blanches. J'ai vu plusieurs militaires qui , en combattant, avaient éprouvés des semblables accidents ; notamment à un officier , à qui j'ai placé une pièce de six dents factices , que j'ai adaptée à un palais artificiel en or.

Lorsqu'il y a une ouverture à la voûte palatine , il est très-nécessaire d'appliquer un obturateur. Je conseille que l'on n'emploie pas d'autre matière que l'or : l'argent noircit, et avec le temps , la salive le ronge ; tandis que l'or pur n'est pas suceptible de dissolution, et qu'il peut durer toute la vie de la personne qni le porte.

Lorsqu'il sagit de faire un palais artificiel ou obturateur, le Chirurgien - dentiste doit se pourvoir d'une plaque en or, y donner la forme et l'évasion de l'ouverture, en la tenant plus grande dans toute sa circonférence, de deux lignes de plus que l'ouverture, afin qu'elle bouche exactement cette dernière. Cette plaque doit être convexe. Lorsqu'elle sera ainsi travaillée, le Dentiste la présentera à la place qu'elle doit occuper en mettant la partie convexe de manière qu'elle corresponde à la voûte palatine, et la partie concave, du côté externe de l'ouverture, c'est-à-dire, en dehors. Lorsque le Dentiste sera assuré que cette plaque bouche l'ouverture hermétiquement, et qu'aucuns alimens ne peuvent s'y introduire, il la fixera.

Il n'est pas posible de décrire positivement comment cette pièce doit être fixée, vu que la variété des obstacles qui se présentent, forcent l'artiste à employer divers moyens; tels que les éponges, les lames en or fixées à la plaque; ainsi que des ressorts de diverses manières. C'est au génie de l'artiste de faire choix des moyens les plus convenables à la situation du malade. Son but doit être de maintenir l'obturateur d'une manière stable, et sans gêner la bouche du malade.

Des pareilles pièces ne peuvent émaner que d'un Chirurgien-dentiste instruit, et qui ait un génie et une pratique consommés.

Fin de la seconde et dernière Partie.

TABLE

DE LA PREMIÈRE PARTIE.

Fin de la Table de la première Partie.

TABLE

DE LA

SECONDE et DERNIÈRE PARTIE.

Fin de la seconde et dernière Partie.